山东省职业教育规划教材

供中职护理、助产及其他医学相关专业使用

护理礼仪与人际沟通

主　编　邢世波　刘秀敏

副主编　张文岚　刘莎莎　邵玉净

编　者　（按姓氏汉语拼音排序）

　　　　陈旭东（山东省莱阳卫生学校）

　　　　刘　林（山东省烟台护士学校）

　　　　刘　萍（山东省青岛第二卫生学校）

　　　　刘莎莎（山东省聊城职业技术学院）

　　　　刘秀敏（山东省青岛第二卫生学校）

　　　　强　军（山东省济宁卫生学校）

　　　　邵玉净（山东省烟台护士学校）

　　　　孙铭新（山东省临沂科技普通中等专业学校）

　　　　田　敏（山东省青岛卫生学校）

　　　　邢世波（山东省莱阳卫生学校）

　　　　闫　宁（山东省莱阳卫生学校）

　　　　张文岚（山东省济宁卫生学校）

科　学　出　版　社

北　京

内 容 简 介

本教材是山东省职业教育规划教材之一,全书围绕护士仪表礼仪、护士行为礼仪、护士日常交往礼仪、护理人际关系与人际沟通等知识点展开,指导护士日常工作中的仪表、行为、沟通等。本教材在编写过程中,结合护士执业资格考试的考点,坚持"必需、够用、三贴近"的指导思想,以解决护理行为过程中的礼仪、沟通问题为主线,强化护士礼仪训练和沟通技巧的培养,阐述基本知识和基本技能的实际应用。同时,对编写体例进行了创新,注重思想性、科学性、先进性、启发性和适用性相结合,形成"学-做-练"一体化,将护理礼仪与人际沟通有机结合。

本书可供中职护理、助产及其他医学相关专业使用,还可作为医院新护士岗前培训的参考书籍。

图书在版编目(CIP)数据

护理礼仪与人际沟通 / 邢世波,刘秀敏主编. —北京:科学出版社,2019.1

山东省职业教育规划教材

ISBN 978-7-03-059501-0

Ⅰ.护… Ⅱ.①邢… ②刘… Ⅲ.①护理-礼仪-中等专业学校-教材 ②护理学-人际关系学-中等专业学校-教材 Ⅳ.R47

中国版本图书馆 CIP 数据核字(2018)第 260866 号

责任编辑:张立丽 丁彦斌 / 责任校对:王 瑞
责任印制:李 彤 / 封面设计:图阅盛世

科学出版社 出版

北京东黄城根北街 16 号
邮政编码:100717
http://www.sciencep.com

北京科印技术咨询服务有限公司数码印刷分部印刷
科学出版社发行 各地新华书店经销

*

2019 年 1 月第 一 版 开本:787×1092 1/16
2024 年 8 月第七次印刷 印张:8 3/4
字数:153 000

定价:39.80 元
(如有印装质量问题,我社负责调换)

山东省职业教育规划教材质量审定委员会

党的二十大报告指出："人民健康是民族昌盛和国家强盛的重要标志。把保障人民健康放在优先发展的战略位置，完善人民健康促进政策。"贯彻落实党的二十大决策部署，积极推动健康事业发展，离不开人才队伍建设。党的二十大报告指出："培养造就大批德才兼备的高素质人才，是国家和民族长远发展大计。"教材是教学内容的重要载体，是教学的重要依据、培养人才的重要保障。本次教材修订旨在贯彻党的二十大报告精神和党的教育方针，落实立德树人根本任务，坚持为党育人、为国育才。

本次教材编写是由山东省教育厅规划、审定，由科学出版社承担组织、出版工作的省级规划教材建设项目。本教材按照《关于山东省中职和五年制高职教材开发的说明》要求，依据《山东省中等职业学校护理专业教学指导方案（试行）》，紧扣《护理礼仪与人际沟通课程标准》编写。

全书共 12 章，围绕护士仪表礼仪、护士行为礼仪、护士日常交往礼仪、护理人际关系与人际沟通等内容及与其相对应的训练方法做了详细、全面的介绍，使学生真正做到学以致用。本教材具有以下特点：一是实现了《护理礼仪》与《人际沟通》的有效衔接，避免了知识点的重复与错构。二是内容结合国家护士执业资格考试要求，既满足护理人员礼仪知识需求，又满足考试需要。三是每个章节都有案例导入，便于激活学习情境；通过知识链接进行知识拓展；课后的自测题与国家护士执业资格考试题型接近，帮助学生了解教学要求，便于自学和及时检验学习效果。四是以案例为载体，突出"以人为本"的护理理念和护理职能，使护理礼仪相关理论知识深入浅出，通俗易懂。五是以"图片＋视频"为支撑，利用信息化手段，满足学生实时学习的需求。六是附录配有学习评价表，可以让学生对自己的训练有客观的评价。

本教材编写过程中，得到了各有关院校领导、老师的大力支持与协助，在此表示诚挚的谢意！同时编者参考和借鉴了大量和礼仪与沟通有关的文献资料，在此对原作者一并致谢。科学出版社的领导和编辑为本教材的出版付出了辛勤的劳动，在此表示衷心的感谢！

由于时间紧张、水平有限，教材中难免存在不足之处，敬请各位老师和同学在使用过程中提出宝贵意见，以便修订完善，更好地服务于护理教学及临床实践。

邢世波　刘秀敏

2023 年 5 月

Contents 目录▶

第1章 绪 论

倡导健康文明生活方式，实施健康中国战略，是新时代经济社会协调发展的必然要求，也是医疗卫生事业改革发展的内在要求。提高医护人员的整体素质，提升医疗卫生发展水平，是时代发展的需要，也是健康中国的需要。护理工作的特殊性、科学性和专业性，要求护士必须具备较高的素质修养。护士能否充分认识自己的社会角色，直接影响着护理服务的质量；培养护理职业的神圣感与使命感，是护理学生进入护理岗位前必须解决的首要问题。

第1节 护士角色功能

案例1-1

班主任老师在刚入校的新生班会上，调查学生报考护理专业的原因。小李同学说是家长给报考的，她本人认为护士就是伺候人的工作，又脏又累。因此，她对此专业没有兴趣，甚至有转专业的想法。

问题：1. 小李的想法对吗？
2. 护士的角色具体是什么？

一、角 色 概 念

角色是指处于一定社会地位的个体或群体，在实现与这种地位相联系的权利和义务中，所表现出的符合社会期望的行为和态度的总模式。

护士角色，就是护士应具有的与职业相适应的社会行为模式，是指从事护理职业的个体所应具有的角色人格和职业行为模式。

二、护士角色功能

考点：护士
角色功能

随着现代医学、护理学的发展，护士又被赋予了多元化的角色，并使之履行多重性的角色功能。现代护士的角色功能包括以下几种。

1. 照顾者　这是护士最基本、最重要的角色，护士的独特功能就是协助患者从事有利于健康、恢复健康与安详死亡的活动。当人们因疾病等原因不能自行满足基本需要时，护士应运用专业知识为其提供各种护理照顾，帮助患者满足其基本需要，如呼吸、饮食、排泄、休息、活动、个人卫生及心理、社会等方面的需要。

2. 计划者　护士运用护理专业知识和技能，收集患者的心理、生理、社会等相关资料，评估其健康状况，找出其健康问题，为其制订系统、全面、整体的护理计划，促进患者康复。

3. 管理者　为了使护理工作顺利开展，护士需对日常护理工作进行合理的计划、组织、协调与控制，合理利用各种资源，以护理对象为中心，提供人性化、个性化护理，最大限度地满足患者的需求。同时，护理管理人员还需与医院的其他管理人员共同完成医院的管理。

4. 教育者　护士的教育者角色包括两个方面：一是护士对患者进行教育和指导，为其提供有关健康知识的信息，促进和改善人们的健康态度和健康行为，达到预防疾病、促进健康的目的；二是高年资护士对实习护生和新护士的教育培养，帮助他们进入护理工作领域，提升其护理专业能力。培养年轻新一代护士，是护理事业延续和发展的需要。

5. 协调者　患者所获得的医疗护理照顾是整体性的，这需要健康保健系统中所有成员的共同配合才能够完成。因此，护士在工作中需要与有关人员进行联系与协调，建立一个有效的沟通网，使诊断、治疗、护理工作得以协调进行，保证患者获得最适宜的整体医护照顾。在社区护理中，卫生保健工作的涉及面更广，护士更需加强与社会各机构及有关人员的协调与配合。

6. 代言人　护士是患者权益的维护者，有义务反映患者及其家属的要求，并与有关人员联系和沟通，为其解决困难，尤其是无法表达自己意愿的患者，护士应采取各种预防措施保护其不受伤害。随着医学科学的发展和各种新技术在临床上的应用，患者在入院后进行各种检查和使用电子仪器时，其权益可能会受到伤害。护士应保证患者有安全的治疗环境，防止患者受伤，避免治疗带来负面作用。因此，护士有责任解释并维护患者的权益不受损害或侵犯，是患者的代言人。

7. 研究者　科研是护理专业发展不可缺少的工作，每一个护士，特别是接受过高等教育的护士，同时又是护理科研工作者。在做好患者护理工作时，护士要积极开展护理研究工作，并将研究结果推广应用，指导改进护理工作，提高护理质量，使护理的整体水平不断提高。

8. 咨询者　护士运用沟通技巧及专业知识和技能，解答患者及家属的具体问题，提供相关信息、给予情感支持和健康指导。使患者清楚地认识自己的健康状况，从心理上和行为上适应患者角色，更好地配合治疗，以便尽快康复。

案例 1-1 分析

护士不仅仅是照顾者，同时还承担着计划者、管理者及教育者等多重角色，护士能为患者提供优质的护理服务。

第 2 节　护士职业形象

案例 1-2

李护士在临近下班时发现患儿小明的医嘱有某药物未注射，由于患儿哭闹，家属要求过一会儿再打，护士说："快点儿，现在就打，我要下班了。"因患儿哭闹，不小心针扎在了患儿的腰上。

问题： 1. 李护士哪些地方做的不妥当？

　　　2. 李护士应该怎么做？

随着医学模式的转变，医护人员的职能、工作范围和工作内容均发生了巨大的变化。要做一个受人尊敬的医护工作者，必须有高尚的医德、精湛的医术、良好的个人修养。

一、护士的素质

考点：护士素质的内涵

护士肩负着救死扶伤的光荣使命。护士素质不仅与医疗护理质量有密切的关系，而且是护理学科发展的决定性要素。因此，不断提高自身素质，是合格护士的重要任务。

（一）素质的概念

素质是人的一种较稳定的心理特征，包括先天与后天两个方面。先天素质是自然性的一面，指人与生俱来的某些特点和原有基础，如感知器官、神经系统，特别是大脑结构和功能上的一系列特点；后天素质是社会性的一面，指在先天的基础上，受后天生活及教育环境等影响，通过个体不断地学习、认知、自我修养、自我磨炼而获得的一系列知识技能、行为习惯、性格特征、文化涵养及品质特点等综合表现。总之，素质是指个体完成工作活动与任务所具备的基本条件与潜在能力，是人与生俱来的自然特点与后天获得的一系列稳定的社会特点的有机结合，是人所特有的一种实力。

（二）现代护士应具备的素质

护士素质是指护士在护理工作中应该具备的基本条件和能力。主要是护士通过教育、培养和自我锻炼所获得的学识、能力、品德和风格。提高护士素质，有利于护理人才的成长、护理质量的提高及护理学科的发展。

1. 高尚的思想品德素质　思想品德是指人品、德行及正确的人生观、价值观。以追求人类健康幸福为己任，全心全意为人民服务是思想品德的集中体现，其包括政治思想素质和职业道德素质两个方面。

（1）政治思想素质：热爱祖国，热爱人民，热爱护理事业，对护理事业有坚定的信念和崇高的理想；具有正确的世界观、人生观、价值观，具有为人类健康服务的奉献精神。

（2）职业道德素质：护理工作维系着人们的健康生存与千家万户的幸福。因此，现代护士要有高尚的情操、崇高的护理道德、诚实的品格和较高的慎独精神；有为追求护理学科的进步而勤奋学习、刻苦钻研的敬业精神；有高度的社会责任感和爱护生命的纯朴情怀，发扬人道主义精神，履行救死扶伤的神圣职责。护士要正确认识护理工作的价值和意义，在奉献中提高自己的精神境界。

知 识 链 接

慎　独

按照《辞海》的解释，慎独是"在独处时也能谨慎不苟。"也就是说，不论何时何地，或明或暗，或在人群，或自身独处，都要小心谨慎，不可在思想和言行上稍微离"道"。"道"是衡量好与坏、对与错的标准。

由于护理工作的特殊性，如护士经常单独值夜班，很多护理活动由护士独立完成，缺乏外界的监督，此时最能体现一个人的素质和道德水准。因此，护士必须不断加强自身综合素质修养，培养自己具有慎独精神，自觉、忠实地履行自己的职责，维护患者的利益。

2. 良好的科学文化素质

（1）基础文化知识：护士良好的科学文化素质，必须建立在科学的知识结构基础上。一定的基础文化知识及良好的学习习惯，是学习护理学科知识的基础和保证，是现代护理学发展对护士的要求。

（2）人文及社会科学知识：现代护理学最大的特点是在护理工作中，要懂得尊重人、尊重生命。无论是护理学科的完善与提高，还是护理工作内容、范围的转变与扩大，都需要人文科学和社会科学知识。因此，护士应具有渊博的人文科学及社会科学知识。

3. 较高的专业素质

（1）扎实的专业理论知识：护士的专业知识是决定一个护士能否胜任护理工作的条件之一。护士应完成基本的护理教育课程，通过护士执业资格考试，申请注册《护士执业证书》后方能从业。作为现代护理工作者，应孜孜不倦地学习，不断更新自己的理念，掌握护理专业新知识、新技术，更好地满足护理对象的需要。

（2）规范的实践操作技能：护士应具备规范、准确、娴熟的护理操作技能，能正确应用护理程序解决患者存在的健康问题。规范熟练的护理操作不仅能顺利完成日常护理工作，满足患者需要，而且可以有效降低护理风险，提供安全服务。

（3）敏锐的洞察力：患者的病情及心理状况是复杂多变的，有时身体或心理细微的变化，恰是某些严重疾病或疾病变化的先兆。护士只有具备敏锐的洞察能力，才能及时发现患者的身心变化，预测及判断患者的需要，协助诊断及治疗。

（4）分析、解决问题的能力：护士对患者的心理变化、情绪变化及潜在的健康问题，往往比医生发现得早，而其中的变化往往成为早期诊断疾病和制定最佳医疗护理计划及抢救方案的重要依据。这就需要护士在护理过程中要有较强的分析问题、解决问题的能力。

（5）评判性思维能力：评判性思维是一种理性思维，是反思和推理的过程。在临床护理实践中，应用评判性思维可以帮助护士进行有效的临床护理决策，为患者提供高质量的护理服务。

（6）灵活的应变能力：护士是最早发现患者病情变化的人，面对突发的意外情况，护士要灵活机智、沉着果断地进行应对，以最大限度地满足患者的需求。根据患者紧急情况采用恰当合理的护理服务，使患者在危机情况中可以化险为夷。

（7）独立学习和创新能力：随着护理学的发展及护理专业的不断进步，护士要有获取新知识、信息的能力。护士要不断关注学科的新动态，学习新理论、新技术，及时更新理念，完善知识结构，同时要善于发现工作中的问题并不断探索、研究，运用创造性思维解决问题，促进护理学的发展。

4. 健康的心理素质　健康的心理，是健康行为的内在驱动力。护理工作的特点要求护士具有健康的心理素质，要善于调节自己的情绪。护士良好的心理素质，体现在应以积极、有效、平稳、正常的心理状态去适应和满足事业对自己的要求。要有乐观、开朗、稳定的情绪，宽容豁达的胸怀，较强的适应能力和自控能力。

5. 良好的身体素质　良好的身体素质是做好护理工作的前提和条件。护士必须要有健康的体魄、充沛的精力，才能在工作中始终保持敏捷的反应力和忘我的工作热情。所以，护士在平时要注意劳逸结合、加强营养、坚持锻炼，以增强体质。

6. 较强的沟通能力　护士在工作中要与不同的人员之间进行交往、沟通，良好的沟通能帮助护理人员与他人维持良好的人际关系，促进护理工作的有效进行。

7. 良好的职业形象　护理职业形象美的内容非常丰富，主要有仪表美、语言美、行为美、心灵美、人格美等。良好的护理职业形象给人一种安全、信任之感，利于工作中的沟通、人际关系处理及工作的开展。

二、护士的职业形象

考点：护士职业形象

　　最早对护士职业形象提出要求的是南丁格尔，她把护理视为"艺术"，她认为护士必须区别护理患者与护理疾病之间的差别，着眼于整体的艺术。护士的基本职责是保护生命、减轻病痛和促进健康。在实际工作中，护理工作比医生的工作更为广泛，治疗、观察、照料等工作大部分由护士直接实施或在护士的参与下完成，护士对患者的情况最了解、最熟悉，对患者的影响也最持久广泛。护理工作的这些特点对护士的职业形象提出了更高的要求，要求护士不仅要熟练掌握护理技术，还要不断提高自身的文化知识，重视自己的礼仪修养、个性修养、心理素质的培养，通过大方得体的仪表、优雅适度的举止、亲切感人的语言、良好的交流沟通方式，才能赢得服务对象的信赖，塑造护士良好的职业形象。

知识链接　　　　　　　　　　　　　**护士的护理道德**

　　热爱事业、立志奉献；言语谨慎，端庄可信；保守医疗秘密和患者的隐私；救死扶伤，防病治病，全心全意为人民的健康服务。

案例1-2分析

李护士的个人素质和职业素养有待提高，对患者缺乏耐心、责任心，对工作会产生不良影响。护士应等患儿平静后再为患儿注射。

第3节 护理礼仪的重要性

一、护理礼仪的作用

1. 有助于提高护理人员的自身修养 学习护理礼仪能帮助护理人员更好地表现自己的职业道德品质和完美的职业行为，促使他们不断地在礼仪、道德修养、业务技术、心理品质和职业素质等方面进行自我完善，以满足护理职业的特殊要求，并在学习中不断充实自己，在不同的环境中磨炼自己，不断提高礼仪水平和自身修养，树立良好的职业形象。

2. 有助于建立和谐的护患关系 社会是相互联系、相互依存和相互制约的群体。每个人都希望生活在一个和谐的环境中，而这种环境需要礼仪去创造和维持。在提供护理服务的过程中，护理人员饱满的精神、亲切的目光、得体的举止、恰当的言谈、和蔼的态度等良好的礼仪行为，将给患者留下美好的印象，能够沟通患者的情感，化解护患之间的隔阂，营造护患之间和谐的氛围，从而促进护患交往的进一步发展。

3. 有助于促进社会文明进步 护理人员完美的礼仪规范、礼仪素养会在家庭、单位和社会产生情感上的共鸣，有助于社会风气的净化，有助于提升个人及社会的精神品位，从而促进家庭美德、职业道德和社会公德的共建。

二、护理礼仪的意义

（一）护理礼仪的重要性

护理工作者的言谈举止、一颦一笑都会给患者的心理和健康产生很大的影响。护理人员的个人素质，代表着一个单位的整体形象和服务水平。护理礼仪作为医疗服务的内在因素，已被大多数医院所接受，并且它作为技术服务的附加服务越来越被大家所关注，成为影响单位在社会公众中总体形象的关键。因此，护理礼仪是21世纪护理人员应具备的职业素质。

（二）目前护理服务的缺陷

随着社会的发展和进步，护理工作人员的工作态度、职业素养等有了很大的改善，但在护理工作中，由于各种原因导致令人不满意的现象与结果还时有发生，甚至给患者造成极大的损害，影响到患者的治疗和康复。其原因主要有：缺乏适当的服务设施及责任制度，管理制度监管不完善，护士缺乏起码的温情关怀和应有的医德用语，对患者及家属缺乏耐心和基本的服务意识，对患者提出的质疑不能进行充分的说明解释，缺乏沟通技巧等。所以，护士要增强主动服务意识和人文关怀意识，深化"以患者为中心"的理念，尊重和保护患者隐私，给予患者悉心照护、关爱、心理支持和人文关怀。加强与患者的沟通交流，关注患者的不适和诉求，并及时帮助他们。护理礼仪应现代护理学科发展的需求而产生，对提高护理人员的素质和缓解医患之间紧张的关系具有重要意义，因而具有鲜活的生命力。

随着医学科学的发展和医学护理模式的转变，特别是护理工作扩展到生理、心理、社会的范畴，为满足患者需要，护理人员树立良好的职业形象显得尤为重要。而要塑造良好的护士形象，使护士成为美的载体，除了具备一定的知识以外，还必须具有良好的礼仪素养，表现在护士的仪表、举止、言谈、服饰和沟通交往等方面。这些都依赖于护理礼仪的学习，护士个人的整体素质不仅反映了其良好的职业形象，也可增进护患关系的融洽，加快患者的康复。

小　结

通过本章的学习，使学生掌握护士的职业形象表现在哪些方面，知道护理礼仪的作用和重要性；懂得做一个受人尊敬的和具有职业美感的医护人员应该具备的条件，为后面的学习打下基础。

自　测　题

一、选择题

A₁型题

1. 护士应具备的专业素质不包括（　　）

A. 规范的操作技能

B. 敏锐的洞察能力

C. 评判性的思维能力

D. 经济策划的能力

E. 独立的创新能力

2. 护士应具备的专业知识是指（　　）

A. 必要的护理基础知识

B. 机智灵活的应变能力

C. 较强的自控调节能力

D. 良好的道德修养

E. 健康的体魄、充沛的精力

3. 护士在护理工作中对某一项护理措施的效果进行观察和研究，该护士此时的角色功能是（　　）

A. 研究者　　　B. 照顾者

C. 代言人　　　D. 协调者

E. 教育者

4. 人生来具有的素质是（　　）

A. 行为习惯　　B. 品质特点

C. 文化涵养　　D. 知识技能

E. 机体结构

5. 下列哪一项不是护士应具备的专业素质（　　）

A. 专业知识

B. 较强的实践操作技能

C. 健康的心理素质和稳定的情绪

D. 自尊、自强、自信、自爱

E. 敏锐的洞察力、思维判断力

A₂型题

6. 患者王某，女，60岁，支气管哮喘急性发作，呼吸困难、口唇发绀。护士小张立即将床头抬高70°～80°，为其安置端坐位，并给予氧气吸入，此时护士小张的角色是（　　）

A. 照顾者　　　B. 研究者

C. 代言人　　　D. 协调者

E. 教育者

7. 患者张某，因糖尿病并发症住院治疗，现病情好转即将出院，护士与其家属共同研究讨论患者出院后的饮食安排，此时护士的角色功能是（　　）

A. 照顾者　　　B. 研究者

C. 代言人　　　D. 协调者

E. 教育者

8. 患者于某，女，50岁，患冠心病入院，护士在与她沟通中难以取得信任，原因可能是（　　）

A. 护士与患者充分沟通

B. 护士处事从容、沉着

C. 护士有针对性地给予解释

D. 护士给予关心、照顾

E. 护士在沟通中表情紧张

9. 患者王大娘，62岁，因呼吸困难、口唇发绀来院就诊。患者不能平卧，被家属搀扶就诊，急诊科以"风湿性心脏病"收入院。护士小张立即迎接患者入院，帮忙办理住院手续，安排床位，遵医嘱给予吸氧，与患者家属沟通并收集资料。下列哪项说法不正确（　　）

A. 体现了护士的文化素质和人文科学知识

B. 有较强的实践操作技能

C. 健康的心理素质和稳定的情绪

D. 自尊、自强、自信、自爱

E. 敏锐的洞察力、思维判断力

10. 护士小江在外科实习期间，无论带教老师是否在场，她都能自觉地遵守医院的管理规定及常规操作规程，此表现符合护士素质的哪项要求（　　）

A. 思想道德素质　B. 科学文化素质

C. 专业素质　　　D. 心理素质

E. 身体素质

二、简答题

1. 当代护士有哪些角色功能？

2. 现代护士的良好素质有哪些？

（张文岚　强　军）

第2章

礼仪与护理礼仪

我国自古就有"文明古国""礼仪之邦"的美誉。我们的祖先十分重视社会文明与道德修养，尤其注重各种表现形式的礼仪。礼仪是一个国家社会风气和文明进步的标志，各行各业都把礼仪培训作为行业上岗培训的基本内容，医疗卫生服务作为一个特殊的服务行业，职业礼仪修养对提高行业服务质量具有重要的作用，因此，护理礼仪成为医护教育不可缺少的重要课程。

第1节 礼仪概述

> **案例 2-1**
>
> 老师带领同学们到一家公司参观并想帮同学们找到合适的实习工作，这家公司的总经理亲自接待。期间总经理有事出去一会儿，工作人员为每位同学倒水，有位女生表示自己只喝红茶，学生们在会议室坐着，坦然地接受服务。当总经理回来后，不断向同学们表示歉意，同学们却无人应答。工作人员送来记事本，总经理亲自双手递送时，同学们伸手随意接过。整个过程只有一个同学在工作人员递茶时起身双手接过，在总经理递记事本时客气地说了声："谢谢，辛苦了。"结果，只有这位同学收到了这家公司的录用通知。
>
> **问题：**是什么原因使这些同学失去工作机会？

一、礼仪的发展简史

（一）礼仪的起源

礼仪的形成，源于俗。礼俗源于自然界，是古人敬天畏神观念和认识的反映。远古的人们对大自然的变化无法认知，在变幻莫测、无法抗拒的自然面前，人们感到无能为力和恐惧。因此，人们认为有创造宇宙的神即万物之主，把一些自然现象，如电闪、雷鸣等奉为神灵加以膜拜，祈求保护，由此产生了祭神的活动。在远古恶劣的自然环境和生活条件下，人们形成了群居的生活方式。在长期的群居生活中，这种祭祀活动逐渐成为人们共同生活的习惯，由此即为风俗，又称习俗。这种习俗经长期使用并统一规范，形成礼。人们依照大自然的秩序法则，用于家庭伦理，再延伸用于政治伦理，就形成了"父子有亲，君臣有义，夫妇有别，长幼有序，朋友有信"。可见，有人类必有俗，有俗必有礼，有礼必有治。

（二）礼仪的发展进程

礼仪在其传承沿袭的过程中不断发生着变革。从历史发展的角度来看，其演变过程可以分为五个阶段。

1. 原始社会的礼仪　在原始社会，由于人们缺乏科学知识，对许多自然现象无法做出科学解释，在自然灾害面前束手无策，于是人们把一切成败得失皆归于神灵使然。因此，他们敬天畏神，形成了"图腾崇拜"的仪式，这种仪式也就形成了最早的原始礼仪。

2. 奴隶社会的礼仪　人类社会进入到奴隶社会后，礼仪也从原始宗教仪式发展成为一整套的伦理道德观念。这个时期的礼，主体是政治体制，就是刑典法律。

西周时代是我国古代历史的礼治时代。《周礼》的制定形成了我国奴隶社会最早的礼制。到了东周时期，王室衰落，诸侯纷起争霸，出现了"礼坏乐崩"的局面。

春秋战国时期是我国奴隶社会向封建社会转型的时期。孔子认为："不学礼，无以立。"他要求人们用道德规范约束自己的行为，做到"非礼勿视，非礼勿听，非礼勿言，非礼勿动"，倡导"仁者爱人"。孟子继承和发展了孔子的"仁学"，主张"舍生取义"，讲究"修身"和培养"浩然正气"等。荀子主张"隆礼"、"重法"，提倡礼法并重。这些礼仪思想对古代中国的礼仪发展产生了重要而深远的影响，奠定了古代礼仪文化的基础。

3. 封建社会的礼仪　封建社会，礼制的演变进入了礼仪时期，其主要作用是维护社会的等级制度。

西汉时期对封建礼仪的制定影响最大的是叔孙通和董仲舒。叔孙通制定的礼制发展了礼的仪式和礼节规定，突出了尊君抑臣，区分出尊卑等级序列的要旨。董仲舒在儒家"仁义忠信"的思想基础上提出了"三纲"、"五常"之说，"三纲"即"君为臣纲、父为子纲、夫为妻纲"，"五常"即"仁、义、礼、智、信"。这一学说成为封建伦理道德准则。

知识链接　　　　　　　　　　**"三从"、"四德"论**

　　宋代程颐、朱熹的"天理论"提出"三从"、"四德"的道德礼仪标准，"三从"即"在家从父、出嫁从夫、夫死从子"；"四德"即"妇德、妇言、妇容、妇功"。

明朝时期大力推崇礼教，礼仪之风盛行，制定了祭祖、祭天、祈年等仪式和议程，规范了"君臣之礼"、"尊卑之礼"、"交友之礼"等社会活动，使礼制向深层发展，礼仪日益完善。到了清王朝，不仅继承了上述礼制，而且还将其更广泛、更深入地发展下去。

4. 现代礼仪　1911年，清王朝土崩瓦解，孙中山先生与其同仁破旧立新，用民权代替君权，用自由、平等取代宗法等级制；普及教育，废除祭孔读经；改易陋习，剪辫子、禁缠足等，从而正式拉开现代礼仪的帷幕。民国期间，西方的一些礼仪，如握手礼等传入中国，开始流行于上层社会，后逐渐普及。

5. 当代礼仪　1949年中华人民共和国成立后，中国礼仪和礼学进入了一个崭新的历史时期。人们摒弃了昔日严重束缚妇女的"三从"、"四德"等封建礼仪，而尊老爱幼、讲究信义、以诚待人、先人后己、礼尚往来等中国传统礼仪中的精华，得到了继承和发扬。

二、礼仪的基本理论

（一）礼仪的基本概念

礼仪是在人际交往中约定俗成的行为规范与准则，是对礼貌、礼节、仪表、仪式等具体形式的统称。

考点：礼仪的概念、特点、作用

礼貌是在人际交往中通过语言、动作等对他人表现出的尊重和友善，它是礼仪的基础；礼节是人们在社会交往场合，为表示尊重、友好、祝福、哀悼等惯用的形式，是礼貌的具体表现方式；仪表是人的外表，包括容貌、服饰、姿态等；仪式是指在一定场合举行的，具有专门程序的规范活动，如颁奖仪式、开幕仪式、签字仪式等。

（二）礼仪的特点

礼仪是在人类发展的进程中约定成俗、相延成习的。与其他行为规范相比，礼仪有其独有的特点，主要表现在以下六个方面。

1. 共同性　礼仪是人类在社会生活中产生的行为规范。礼仪是全人类共同的需要，它跨越了国家和民族的界限，不分国别、种族、性别、年龄、阶层，只要存在着交往活动，人们就需要通过礼仪来表达彼此的情感和尊重。

2. 传承性　礼仪是人类在长期生活及交往中形成的习惯、准则，固定并沿袭下来，流传下去，并形成自己的民族特色。礼仪一经形成，便会有一个相对的延续过程，被一代一代地继承下去，这就是礼仪的传承性。

3. 差异性　不同的文化背景产生的礼仪文化也不同，不同的地域文化决定了礼仪的内容和形式的差异。礼仪的差异性还表现在礼仪的等级差别上，即对不同身份地位的对象施以不同的礼仪。此外，行业礼仪也有差异性，如航空、医务、公务、外交等各具特色。

4. 通俗性　礼仪是由风俗习惯演变而形成的，因此它简单明了、通俗易懂，人们可以通过耳闻目睹就能掌握和运用，简单易学、行之有效。但是随着时间的推移，礼仪的内容也逐渐趋于规范化和系统化。

5. 限定性　不同行业有不同的礼仪规范。在特定范围内，是行之有效的，离开了这个范围，礼仪就未必适用，这就是礼仪的限定性。

6. 发展性　社会在发展，时代在前进，礼仪文化也不是一成不变的，它随着社会的发展而不断发展。在实践中不断完善，并被赋予新的内容。此外，随着各国、各民族交往的日益密切，也要求礼仪与时俱进、推陈出新，形成具有时代特色的礼仪规范。

（三）礼仪的作用

1. 沟通作用　在人际交往过程中，用礼仪的相关行为规范来指导自己的交际活动，给对方留下良好的印象，起到沟通的作用。例如，热情的问候、善意的目光、亲切的微笑、文雅的谈吐、合体的服饰、得体的举止等，可以促使人们成功地交流和沟通。

2. 协调作用　礼仪是人际关系的调节器，正确地使用礼仪可以联络人们之间的感情，架起友谊的桥梁，协调各种人际关系，营造和谐的社会氛围。

3. 教育作用　礼仪规范作为人类的教育工具，它蕴涵着丰富的文化内涵，潜移默化地影响着人们的心灵。通过评价、劝阻、示范等教育形式，规范教育他人，纠正人们不良的行为习惯。

4. 美化作用　礼仪规范讲究的是和谐，强调内在美与外在美的统一，是心灵美、仪表美和举止美的有机结合。人们学习、运用礼仪，注意塑造自身良好形象，展示美好风采，进而美化生活。

（四）礼仪的原则

遵守礼仪规范，坚持礼仪原则，是学习礼仪、运用礼仪的关键。因此，必须掌握以下八个基本原则。

1. 遵守原则　在人与人的交往中，每位参与者都要自觉、自愿地遵守礼仪，按照礼仪的要求去规范自己的言行举止，无论任何人都有自觉遵守礼仪的义务。

2. 自律原则　学习、使用礼仪最重要的是严格要求自己，有约束、克制自己的能力，自觉按礼仪规范去做，严于律己，以礼待人。

3. 宽容原则　在与人交往时，要宽容豁达，要容忍他人、体谅他人、理解他人，宽以待人，不应该求全责备、斤斤计较、吹毛求疵。

4. 敬人原则　只有尊敬他人，才能换得他人的尊敬。尊敬他人就是要求人们在交往活动中，与他人互尊互敬，和谐相处，友好相待。

5. 真诚原则　真诚是人际交往中的基本态度，是外在行为与内在道德的统一。与人交往要做到待人真诚，表里如一，言行一致，诚实守信。

6. 平等原则　运用礼仪时，对所有的人都必须一视同仁，不因交往对象的身份、地位、财富不同及与自己关系的亲疏远近而不同。

7. 从俗原则　由于国情、民族、文化背景的不同，在交往中，存在着"十里不同风，百里不同俗"的局面。因此，随着环境的变化，要做到入乡随俗，与大多数人的礼俗保持一致，切勿自以为是，指责他人，否定他人的风俗习惯。

8. 适度原则　做任何事情都要讲究适度得体，礼仪也是如此，运用礼仪时必须注意技巧，讲究方法，把握分寸，合乎规范，做到适度和得体，防止过犹不及。适度得体的具体要求是：仪表修饰适度、言谈适度、情感适度等。

案例 2-1 分析

案例中说明了礼仪的重要性，用人单位在考虑员工专业能力外还要考虑人员的素质，如礼貌、言谈举止、交往礼仪等。此案例为个人的自身素养不足导致应聘失败。

第2节　护　理　礼　仪

一、护理礼仪的概念

护理礼仪属于职业礼仪范畴，是护理工作者在进行医疗护理和健康服务过程中，所遵循的行为规范和准则。它既是护理工作者素质、修养、行为、气质的综合反映，也是护理工作者职业道德的具体表现。护理礼仪主要研究的是护理工作艺术，它是一门新型的综合应用性学科，是人文科学的重要组成部分之一。它汇集了医护礼仪、临床案例、形体训练等有关知识成果，它应现代社会发展的需求而产生，对提高医护人员的素质和缓解医患之间紧张的关系具有重要意义，因而具有新鲜的生命力。

考点：护理礼仪的概念、特征

二、护理礼仪的特征

护理礼仪的特征主要包括规范性、强制性、综合性、适应性和可行性。

（一）规范性

护理礼仪是护理人员必须遵守的行为规范，是在相关法律、规章、制度、守则的基础上，对护理人员的待人接物、律己敬人、行为举止等方面规定的模式或标准，其细节制定更加严格、规范。例如，护士工作服有具体的着装要求。

（二）强制性

护理礼仪中的各项内容是基于法律、规章、守则和原则基础上的，对护理人员具有一定的约束力和强制性，如手术室护士术中必须穿手术衣。

（三）综合性

在护理活动中，护理礼仪作为一种专业文化，是护理服务科学性与艺术性的统一，是人文与专业的结合，是伦理与美学的结合，既可体现护士的科学态度，又可体现人文精神和文化修养。例如，在为患者输液过程中，既要保证操作准确，又要有爱伤观念，减轻患者痛苦，使患者身心愉悦。

（四）适应性

适应性是指护士在护理工作中，对不同服务对象的不同信仰、风俗、文化等具有适应能力。例如，患者李某，男，75 岁，农民；患者王某，男，70 岁，大学教授。护士可分别称呼他们为"李大爷"、"王教授"。

（五）可行性

护理礼仪要运用于护理实践中，制定的行为规范与准则既要注重礼仪规范，又要切实可行，这样才能得到患者和护士的认可与肯定。例如，上班要淡妆上岗等。

三、护理礼仪的学习方法

一个优秀的护理工作者不仅要有广博的专业知识、精湛的专业技能，还要有良好的人文道德修养。因此护理人员学好礼仪，具备良好的职业修养是卫生事业发展的客观需要。学习护理礼仪的目的在于运用。护理礼仪有利于增进医护关系，营造和谐环境，有利于塑造良好职业形象，提高护理质量。如何学习护理礼仪，有下列几种方法和途径。

（一）方法

1. 联系实际   护理礼仪是一门应用学科，在学习过程中应注意理论联系实际；在实践中，强化礼仪服务理念，不断学习，做中学，学中做，坚持知行合一。

2. 循序渐进   学习护理礼仪是一个渐进的过程，不可急于求成。对于一些规范、要求，要虚心学习，反复运用与体验，才能真正掌握，不断提高自身修养。

3. 齐头并进   学习护理礼仪要讲求全面性、系统性，不应将护理礼仪孤立于其他学科，要将护理礼仪与其他学科有机结合起来，通过多个途径了解和学习护理礼仪，才能全面提高个人素质，才能更好地掌握和运用护理礼仪。

（二）途径

1. 理论学习   可通过图书、视频资料、网络系统学习礼仪基础知识和基本技能。

2. 实践学习   实践是礼仪学习最好的老师，教学实践是礼仪学习的具体过程，在各种场合及各科实训中运用礼仪，从而达到掌握的目的。

3. 专业学习   可参加礼仪讲座、礼仪培训，通过老师指导，系统学习礼仪。

4. 行为规范训练   平时工作、学习和生活中，多注重礼仪行为规范训练，自觉遵守礼仪规范，增强自信心，塑造良好的个人形象。

◇ 小   结

了解礼仪的起源、发展史；理解礼仪的概念、特点、作用、原则；掌握护理礼仪的概念、原则、特征和学习方法；做一个受人尊敬、具有职业美感的医护人员，为患者提供最优质的服务。

护考链接

（1~3题共用备选答案）

A. 宽容原则   B. 适度原则   C. 敬人原则

D. 平等原则   E. 自律原则

1. 礼仪不仅要求每个人做到严于律己，更要做到宽以待人，多一些理解、体谅和容忍，不求全责备的礼仪原则属于（   ）

2. 礼仪中重视自我要求、自我约束、自我控制、自我反省的礼仪原则属于（   ）

3. 注意把握分寸，合乎规范，掌握技巧，既要彬彬有礼，又不能低三下四；既要坦率真诚又不能言过其实；礼仪原则属于（   ）

分析：礼仪的原则主要有遵守原则、自律原则、宽容原则、敬人原则、真诚原则、平等原则、从俗原则和适度原则。答案：1. A；2. E；3. B。

自 测 题

一、选择题

A_1型题

1. 古人云"己所不欲，勿施于人"，其内涵体现了礼仪的（　　）

A. 敬人原则　　　B. 从俗原则

C. 自律原则　　　D. 真诚原则

E. 遵守原则

2. 礼仪的核心是（　　）

A. 敬人原则　　　B. 从俗原则

C. 自律原则　　　D. 真诚原则

E. 遵守原则

3. "人人生而平等"其内涵为礼仪的（　　）

A. 敬人原则　　　B. 从俗原则

C. 自律原则　　　D. 真诚原则

E. 平等原则

4. 护理礼仪的特征不包括（　　）

A. 规范性　　　B. 强制性

C. 综合性　　　D. 适应性

E. 具体性

A_2型题

5. 小李，卫校毕业后一直在门诊从事导诊工作，工作中始终保持标准的站姿，耐心向前来咨询的患者解答，这体现了护理礼仪的什么特征（　　）

A. 规范性　　　B. 强制性

C. 综合性　　　D. 适应性

E. 可行性

6. 小王是一名手术室护士，由于工作原因被借调到感染科工作，凭借熟练的业务、热情的工作态度，不到一周就受到同事及患者的一致好评，这体现了护理礼仪的什么特征（　　）

A. 规范性　　　B. 强制性

C. 综合性　　　D. 适应性

E. 可行性

7. 护士在做晨间护理工作时，会主动向患者问好，关心患者病情变化，给予安慰和指导。这是礼仪中什么的体现（　　）

A. 礼节　　　B. 礼貌

C. 仪表　　　D. 举止

E. 仪式

8. 一名护理专业学生在上护理操作课时将护士帽反戴、口罩戴在下颌处，引来同学们的嘲笑。这说明我们学习生活中要注重自己的（　　）

A. 礼节　　　B. 礼貌

C. 仪表　　　D. 举止

E. 礼仪

二、简答题

1. 礼仪包括哪些基本概念?

2. 护理礼仪的特征有哪些?

（刘　萍　刘秀敏）

第3章　护士仪容礼仪

仪容，一般是指人的外貌或容貌，是由发型、面容及所有未被服饰覆盖的肌肤构成。仪容礼仪是一种文化和修养，也是一种无声的语言。护士仪容是传达给患者感官最直接、最生动的第一信息，影响着患者对护士乃至医院的整体评价，在一定程度上带有社会化、宽泛化、职业化的内涵，它影响着医护人员的整体形象与职业形象。因此，护理工作者应该按照礼仪的标准进行仪容修饰，使患者感受到医护人员的庄重，值得信任。护士所面对的主要是需要健康服务的人群，要使服务对象达到最佳身心状态，良好的仪容礼仪是不可缺少的。

第1节　护士头面部修饰礼仪

> **案例3-1**
>
> 　　某医院招聘护士，面试前小王在家对自己的仪容、服饰进行了认真的整理。她盘起长发，化了淡妆，穿了一件白衬衣，一条黑裤子，一双黑皮鞋，高高兴兴地来到了面试地点。来参加面试的共有十多个人，但只招聘两个人，而小王在这次招聘中被成功聘用。
>
> **问题：** 1. 小王为什么能应聘成功？
> 　　　　 2. 仪容修饰的原则和要求有哪些？

一、自 然 仪 容

考点： 护士头面部修饰礼仪要求

　　自然仪容一般是指个人相貌先天条件好，天生丽质。这种仪容美是先天的，与遗传因素有关。但并不是一定要长得漂亮，只要五官端正、举止端庄就具备了仪容的自然美。

　　头面仪容是个体仪容的焦点，是指由面容、发式构成的外观容貌。在人际交往中，头面仪容对展示个人整体形象至关重要。护士在修饰头面仪容时，要遵循整洁简约、大方得体的基本原则。不管长相多好，服饰多华贵，若满脸污垢、浑身异味，那必然会破坏一个人的美感。因此，护士要讲究卫生，个人必须注意清洁，养成良好的卫生习惯，做到勤洗脸、勤刷牙、勤洗头、勤洗澡、勤更衣，注意清除眼角、耳、鼻等处的分泌物。

　　（一）护士面颈部修饰

　　1. 面、颈部保养　面部应经常清洗，保持清洁卫生，注意润肤保护，保持皮肤拥有充足水分，保证充足睡眠，放松身心，保证面部皮肤健康。颈部属于面容的延伸部分，应同面部一起清洗、保养，防止颈部皮肤过早老化而与面部皮肤产生较大的反差（图3-1）。

　　2. 眼部　眼睛是心灵的窗户，修饰时应做到以下几点。

　　（1）注意清洁：眼睛是与他人注视最多的地方，应首先注意保洁，及时清除眼部的分泌物。如果有眼疾，则应回避社交场合，以免影响自我形象、失礼于人。佩戴眼镜的护理人员要注意保持眼镜的清洁、美观、舒适、方便、安全与完整。

　　（2）适度修饰：眉毛可根据自身特点做必要的修饰，使之适合自己的面容。修眉应顺着眉毛生长方向将多余眉毛修除，使眉的线条清晰、整齐、流畅。标准眉分为眉头、眉峰、眉尾（图3-2）。

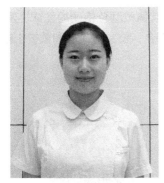

图 3-1　护士面部仪容

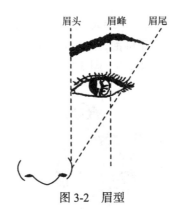

图 3-2　眉型

3．**鼻部**　鼻子位于面部中央，对整个面容修饰起非常重要的作用。社交场合中，应保持鼻腔清洁，不让异物堵塞鼻孔；应及时修剪鼻毛，但不要当众清理；避免当众擤鼻涕、挖鼻孔等不雅动作。

4．**口部**　口部应做到"三无"，即无异物、无异味、无异响。

（1）无异物：每天晨起、睡前、饭后漱口刷牙，去除口腔异物以保护牙齿。

（2）无异味：上班前应不吃葱、蒜、韭菜或腐乳之类的食品，不饮酒；如果已经食用，可咀嚼茶叶或口香糖以除异味；若因健康问题，口腔有异味，应及时就医诊治。

（3）无异响：在公众场合，除谈笑声外，像咳嗽、打喷嚏、吐痰、清嗓等不雅之声，应防止出现。

温馨提示：若无特殊宗教信仰和民族习惯，原则上男士最好不要蓄须，并应及时修须。

5．**耳部**　耳朵虽然位于面部两侧，但仍在人的视线之内。应该经常清洗耳朵及耳后皮肤；公共场合不要随意掏耳朵，以免失敬于人；根据场合和环境不同，可合理佩戴耳饰。

（二）头发

头发为人体之冠，是容貌美的重要组成部分。健康亮泽的头发是容貌健美的象征，也是人们装扮修饰的重点。干净整洁的头发和得体的发型是社交礼仪中交往者最基本的形象。在某种程度上反映了人们的审美情趣、文化素养、行为规范标准等。护理工作对护士的头发修饰有着严格的要求。

1．**健康护理**　医护人员的头发要经常清洗，保持清洁，不得有油腻、头皮屑或异味；要经常梳理，梳头时要留意上衣和肩背上是否有头皮屑和脱落的头发；头发要定期修剪和护理，长发者工作时要束发，但要注意不要在公共场合梳理头发。在日常生活中注意养护，避免不良的刺激，预防出现干燥、分叉、变色、脱落等现象。

2．**发型得体**　护士在工作场所的发型，应以美观、大方、整洁、实用为美，注意与发质、脸型、体型、年龄、服饰、职业相配合，符合护士职业形象。年长者，最适宜简洁的短发，给人以稳重、亲切、精神利索的感觉；长发者，应盘低的发髻，给人以高贵、典雅而又温婉可亲的印象；圆脸者，可将头顶头发梳高，会使脸部显得长一些；体型矮胖者，可选择有层次的短发，亮出颈部以增加一定视觉高度，整体给人以向上的趋势。

3．**长短适中**　护理人员的发型不应过分追求时尚前卫，长度适中即可。男护士应注意前不附额，侧不掩耳，后不及领；女护士头发前不过眉，后不搭肩，侧不过耳；中长的头发以刘海不挡住眉、眼，后不超过领线为宜，否则应挽起或用网套罩住；若是短发，头发自然后梳，两鬓头发置于耳后，不可超过耳下 3cm，不可披散于面颊，必要时可用小发卡固定。

4. 发饰端庄素雅　护理人员工作时,原则上不宜佩戴颜色艳丽的发饰、发网,应以素雅的色调为主,并避免过于鲜艳、夸张的发饰。在工作场合,要穿护士服和戴护士帽,头发用头花、发网或发卡固定好(图3-3～图3-5)。

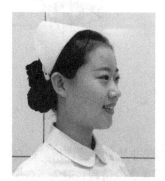 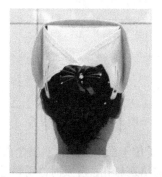

图3-3　女护士发式整理(侧面)　　图3-4　女护士发式整理(后面)

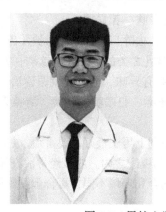 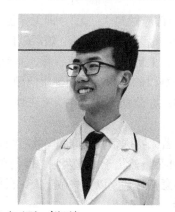

图3-5　男护士发式(正面、侧面)

二、修饰仪容

仪容的修饰美是指依照规范与个人的先天条件,对仪容进行必要的修饰,扬长避短,设计、塑造出美好的个人形象。护士在工作场合应当淡妆上岗,恰当的妆面能够扬长避短,体现高雅品位,增加个人魅力。护士妆属于职业妆的范畴,妆面应因人而异,既要美观靓丽、整体协调,又要自然真实、适宜得体(图3-6)。

(一)化妆的原则

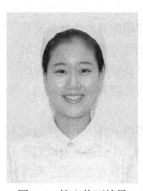

1. 适度修饰　化妆的目的是衬托容貌,体现品位。因此,在化妆时要根据个人的面部特点,适度矫正、修饰得当,使人在化妆后能够扬长避短,弥补自身的缺陷和不足,并在视觉上把自身较美的方面展露、衬托和强调出来,使形象得以美化。

2. 淡雅自然　护士的妆面应以表现健康为主,整体给人的感觉应是洁净、大方、高雅、自然,切忌浓妆艳抹。化妆的最高境界是"自然而然",即没有人工美化的痕迹,好似天然生成。

3. 得体协调　仪容修饰的得体协调是要求护士仪容修饰时要使整个妆面协调一致。人们对仪容的认识和关注,是多方面因素的和谐统

图3-6　护士妆面效果

一，避免过分突出某一部分，而破坏整体的和谐。因此化妆时要讲究个性、身份、场合、服饰得体适宜，以体现出自己特有的气质。

（二）化妆的具体方法

护士工作妆应遵循简洁明快、淡雅自然、协调得体、扬长避短、方便实用的原则，体现护士高雅的气质。

1. 束发　将头发向后梳拢，避免散发影响化妆。

2. 修眉　利用眉刀、眉剪、眉镊等修眉工具，根据自己的脸型选择恰当的眉形，修剪多余眉毛，使眉形清晰流畅。

3. 洁面护肤　用温水洗净面部与颈部，涂抹能改善并保护皮肤的护肤品，包括爽肤水、乳液、面霜等。

4. 涂粉底　选用与自己肤色接近的粉底液或粉饼，从内到外、由上至下细致涂抹，做到厚薄均匀，不宜过厚，切忌忽略鼻翼、眼皮和颈部位置。

5. 画眉　选择与眉毛颜色接近的眉笔，顺着眉毛的生长方向，描画出合适的眉形。注意突出眉毛的立体形状，眉头最低最粗，颜色最浅淡；眉峰位于整条眉毛的外 2/3 处，位置最高，颜色最深；眉尾最细，不能低于眉头。整个眉毛线条要流畅，左右要对称。

6. 眼部化妆　护士的眼部化妆要尽量简洁自然，不应浓妆艳抹，过度修饰。眼影颜色尽量选择棕色、深灰色等自然柔和的色系。涂抹时使用眼影刷，沿睫毛根部向上涂抹，体现出由深到浅的晕染效果。眼线以不画为宜，或者仅仅沿着睫毛根部画出纤细的上眼线即可，避免过长过宽的眼线。睫毛的修饰以略微涂抹睫毛膏为宜，工作场合不应使用假睫毛。

7. 晕染腮红　选择合适的腮红颜色，用腮红刷蘸取适量腮红，根据脸型适量晕染。长脸型的人从颧骨向发际线横向晕染，宽脸型的人从颧骨向发际线斜向晕染。

8. 涂口红　根据眼影色及腮红颜色选择与之搭配的口红色，用唇刷均匀地涂抹整个唇部，注意轮廓突出，左右对称。

9. 整体修饰　化完妆后，与镜子保持 1m 左右的距离，观察妆面的整体效果，检查妆面颜色是否搭配恰当，左右面部妆容是否对称、过渡是否自然，整体发型、妆容、服饰是否协调，对不完善之处进行修补，从而使化妆效果更加完美。

（三）化妆的禁忌

1. 禁忌当众化妆　在众目睽睽之下化妆，既有碍于人，也不尊重自己。因出汗或用餐等原因使妆容出现残缺时，应及时避人补妆，避免残妆示人。

2. 禁忌技法错误　化妆是一门技术，如果不熟悉化妆的方法，会使化妆适得其反。例如，画眉要突出眉头、眉峰、眉尾的位置，画出眉毛的立体感、自然感，不能从眉头至眉尾一蹴而就。

3. 禁忌离奇出众　工作妆的目的是使自己变得更加美丽大方，应避免追求新奇、浓艳的妆容，要遵循化妆的原则。

4. 禁忌借用他人化妆品　化妆者应随身携带补妆的化妆品，避免借用他人化妆品，既不卫生，也不礼貌。

5. 禁忌评论他人的妆容　化妆是一种私人行为，有不同的习惯和风格，切莫自以为是地对他人的妆容加以评论或非议。

6. 禁忌不卸妆　化妆品对皮肤有一定程度的损害，化妆者临睡前要用卸妆液和洁面乳清洁面部和颈部，再用温水冲净并擦干。

（四）化妆训练

请同学们为自己化护士职业妆，同学间相互评价，教师评价。

1. 化妆前准备

（1）个人准备：将头发梳成符合护士工作需要的发型，洁面，涂化妆水及护肤品。

（2）化妆用品：粉底、眉笔、眼影、睫毛膏、腮红、化妆套刷、口红等。

2. 化妆过程

（1）涂粉底：选用与自己肤色接近的粉底液或粉饼。从内到外、由上至下细致涂抹，做到厚薄均匀，包括颈部。

（2）定妆：用粉扑蘸取适量散粉轻按面部，并扫去多余的散粉，防止粉底脱落，减少面部的油光感。中性皮肤和干性皮肤者本步骤可省略。

（3）画眉：眉头和内眼角在同一垂直线上，眉尾在鼻翼至外眼角连线的延长线上，眉峰在眉头至眉尾的外 2/3 处。男士的眉毛不需要描画。

（4）眼部化妆：紧贴眼睫毛根部，画上眼线时，从内眼角朝外眼角方向画；画下眼线时，则从外眼角朝内眼角方向画，并在距内眼角 1/3 处收笔，眼线在外眼角处不可交合。涂眼影，颜色从下至上、由深至浅，涂出层次感。

（5）晕染腮红：选择合适的腮红颜色，根据脸型晕染腮红。

（6）涂口红：先用唇线笔勾画出理想的唇形轮廓，再涂口红，口红颜色应与服装的颜色搭配协调，与腮红、眼影属于同一色系，体现出妆面的和谐之美。

3. 检查妆面　检查左右是否对称，检查过渡是否自然，检查整体与局部是否协调。

快速简洁的化妆方法有很多，每个人都有自己不同的喜好、风格、习惯，这就需要多体会、多总结、多推敲、多实践，最终形成自己的风格，找到适合自己的最佳妆容。

三、表 情 仪 容

考点：笑容与目光的运用

表情是人的思想感情和内在情绪的外露，是优雅风度的组成部分，目光和笑容是构成表情的主要因素。护士面部表情应体现自信、亲切、沉稳的特征，给患者安全信赖感，使患者感受到情感的美好，有利于建立良好的护患关系。

（一）目光

眼睛是心灵的窗户，目光是面部表情的核心。人在各种感觉器官接收的信息总量里，眼睛接收的信息占大部分。温和、坦诚、友善、热情、关注的目光更受人喜爱。目光能传达喜、怒、哀、乐等不同的情感，是其他举止无法比拟的。

护士与患者进行交流时，目光的交流总是处于最重要的位置。交流过程中，护士要不断地运用目光表达自己的意愿、情感，还要适当地观察患者的目光。

1. 注视部位　是人际交往中目光所及之处。护士在与患者进行交流时，其目光注视的部位往往与双方距离的远近及工作内容有关。在接待患者或与患者交谈时，可将对方的整个面部作为注视区域，并避免目光长时间停留在一处。在对患者进行护理操作时，可将病变部位、护理部位作为注视区域。双方相距较远时，要以对方的全身作为注视点。一般情况下，头部、胸部、裆部与腿部不应成为注视点。

2. 注视角度　是目光发出的方向，分平视、俯视、仰视、侧视。

平视，注视对方时视线呈水平状态，以示尊重。俯视，低头向下注视他人或部位，护士在为卧床患者进行各项操作时常用。仰视，注视对方时，本人所处位置低于对方，需要抬头向上仰望对方，表示重视、信任和期待。侧视是正视的一种特殊情况，护士居于他人一侧时，应转头面向对方，平视对方。

3. 注视时间　是交往双方注视对方的时间长短。注视的时间不同，代表的意义不同。表示友好时，注视对方的时间应占全部相处时间的 1/3 左右；表示重视对方时，注视对方的时间应占全部相处时间的 2/3 左右，如听取报告、请教问题或护士为患者进行入院评估等；注视时间不到相处时间的 1/3 时，表示轻视或不感兴趣；若注视对方的时间超过了全部相处时间的 2/3，表示对对方产生了敌意或产生了兴趣。

4. 注视方式　在社交场合注视他人有多种方式。最常见的为直视，表示认真、尊重；另外有凝视、盯视等。还有一些不礼貌的注视方式，如斜视、扫视、无视、虚视等。护理人员与患者交往中，直视最常用。

5. 注视变化　在人际交往中，目光是时刻变化的，包括眼睑的开合、瞳孔的变化、眼球的转动、视线的交流等，它们往往协同进行，共同演绎情感传递。因交往对象不同，目光会有不同的变化：①与老年患者交谈时，目光可略向下，以示敬意；②与患儿交谈时，目光可亲切，以示爱心；③与康复的患者交谈时，目光可热情，以示祝贺；④与去世患者的家属交谈时，目光应深沉，以示同情。

6. 注视的平衡性　医护人员与多个患者同时交谈时，要不时地环视在场的所有人员，不能把目光只停留在某个人的身上，而忽略了其他人，避免让人有被冷落或轻视的感觉。

此外，护理人员在正确运用目光的同时，还要时刻观察对方目光的变化，分析其内心活动和意向，及时调整自己的目光表情和谈话内容，以便顺利开展工作。如当患者出现焦虑情绪时，护理人员应用温柔体贴的目光给予安慰；当患者对治疗失去信心，护理人员应用坚定的目光给予鼓励；当病情出现变化时，护理人员应用真诚的目光以示关切。

（二）笑容

笑容是人最美的表情。它是人际交往中的一种润滑剂，自然真诚的笑具有多方面的魅力，它虽然无声，却可以表达出高兴、同意、赞许、同情等许多信息。微笑是护理优质服务不可缺少的重要内容。笑的本质在于自信、热情、友好，它可以展示出良好的心境。

1. 微笑的作用　护士的微笑会给患者带来温暖和希望，从而增添战胜疾病的勇气和信心。护士在工作中若能从微笑开始、以微笑结束，必然会使患者感到自然放松，加深理解，缓解紧张，消除误会、疑虑和不安，从而得到良好的护理效果。

2. 微笑的方法　微笑是一种健康、文明的举止。微笑一定要坦诚，发自内心，切不可故作笑颜、假意奉承。微笑时：面部肌肉放松，眉头自然舒展，双眉微微上扬，目光柔和发亮，双眼略微睁大，嘴角微微向上翘起，嘴唇略呈弧形，以不露牙齿或露出上齿的 6~8 颗牙齿为宜。

3. 微笑的注意事项　微笑要掌握要领，自然真诚、统一协调、适宜的场合适宜的笑。

（三）表情训练

1. 目光训练　两名同学为一组，甲同学表演，用目光表达自己的情感（如：喜欢，不喜欢）；乙组同学猜。两人交换。

通过训练，学会表达自己内心的情感，同时学会"读懂"对方目光变化的含义，分析情绪变化、态度意向等内心活动，确保交流顺利进行。充分锻炼同学们的表情传递能力和目光表达能力。

2. 微笑训练

（1）咬筷子练习法：面对镜子，用门牙轻轻地咬住筷子，把嘴角对准筷子，两嘴角微微翘起，连接嘴唇两端的线与木筷子在同一水平线上，保持这种状态 10 秒，然后轻轻拔出木筷子，维持原状态。

（2）e 字微笑练习法：对着镜子发英文字母"e"音，同时注意发轻音。

案例 3-1 分析：

小王面试成功，是因为事先对自己的仪容、服饰进行了认真的整理，化了淡妆。护士在工作场合应当淡妆上岗，恰当的妆面能够扬长避短，体现优雅品位，增加个人魅力。

第2节　护士身体修饰礼仪

身体是礼仪的载体，是礼仪活动中的重要组成部分。许多礼仪形式都是通过肢体的各种动作来完成，所以，身体的修饰也同样不可忽视。

考点：臂手
修饰要求

一、臂手修饰

案例 3-2

护士小李，手臂上有一道恐怖的瘢痕，且身上散发难闻的气味，一次在为患者输液时，引起患者的强烈不满，遭到患者拒绝。

问题：护士小李应该怎么做呢？

（一）手部的清洁和修饰

手是人体最灵活的器官，也是人际交往中使用最多的一部分，因此，手被称为人的"第二张名片"。在临床护理工作中，绝大部分的护理操作都是通过护理人员的手来进行的，因此，护理人员手的卫生对防止交叉感染及维护护理人员的形象尤为重要。

1. 洗涤　护理人员在护理患者前后必须洗手，以防止交叉感染、维护健康及护理人员的形象（图 3-7）。

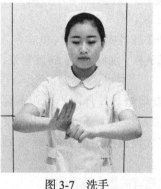
图 3-7　洗手

2. 护手　除了要养成勤洗手的习惯外，还要保护好手部，及时涂抹护手霜。若有皮肤病不仅要及时治疗，而且要尽量避免与他人接触。

3. 指甲　长指甲容易藏污纳垢，因此，护士不要留长指甲，同时指甲不要过于修饰，如做美甲、涂指甲油，这与护士的身份和护理工作不协调。

（二）肩臂的修饰

腋下属于个人隐私部位，正式场合展露出来会很失礼。护士工作时不宜穿无袖装，这是肩臂修饰最重要的一点。此外，如果手臂有缺陷，如恐怖的瘢痕，则不宜穿着短袖工作服，应着长袖工作服。腋下的异味会毁掉护士的良好形象，应勤擦洗，工作时可以喷点淡淡的香水去除异味，但不要涂抹过浓的香水，以免引起患者的反感和不良反应。

二、腿脚修饰

在人际交往中，人们常常有"远看头，近看脚，不远不近看中腰"的习惯，在修饰仪容时，腿脚也必须引起重视。腿脚部修饰应当注意以下两点。

1. 保持清洁 护士工作时，脚部运动最多，也最容易出汗，所以，为保持脚部的卫生，护士要勤洗脚、勤换鞋和袜子。

2. 严禁裸露 正式场合，男士不应暴露腿部，即不宜穿短裤。女士可以穿长裤、裙子，不能穿短裤或过于暴露的超短裙。女士在穿裙装时裙长应该过膝，但不应超过护士服下摆。同时配以肉色或浅色的袜子，但袜口不能露在裙摆或裤脚之外。护士上班时，应穿规定的工作鞋，不能穿一些有可能使脚部过于暴露的鞋子，如拖鞋、凉鞋、镂空鞋等。

案例3-2分析：

护士小李手臂有缺陷，如恐怖的瘢痕，不宜穿着短袖工作服，应着长袖工作服。腋下的异味会毁掉护士的良好形象，应勤擦洗，工作时可以喷点淡淡的香水去除异味。

小　结

仪容美包括仪容的自然美、仪容的修饰美和仪容的内在美。医护人员在进行仪容修饰时应遵循：整洁、简约、端庄、适度和适体的原则。表情在医护工作中应用广泛，应加强表情的训练。护士工作期间应保持面部仪容的自然、清新、优雅、和谐，靓丽的肌肤是仪容自然美的基础。

护考链接

若要表示对对方的重视，你认为注视对方的时间应在（　　）

A. 占全部相处时间的1/3左右　　　　B. 占全部相处时间的2/3左右

C. 不到全部相处时间的1/3　　　　　D. 超过全部相处时间的2/3

E. 全部时间

分析：表示重视对方，如听取报告、请教问题或护士为患者进行入院评估时，注视对方的时间应占全部相处时间的2/3左右，应选B。

自测题

一、选择题

A_1型题

1. 你认为下列哪种护发方法不得当（　　）

A. 适宜清洗头发，保持头发清洁

B. 洗发时水温不宜过高，应在40°左右

C. 任之飘摇

D. 注意补充营养，食用美发的食物

E. 勤梳理

2. 化妆的禁忌有哪些（　　）

A. 当众化妆　　　B. 妆面残缺

C. 借用化妆品　　D. 评论他人妆容

E. 以上都对

3. 从交际功能的角度来看，（　　）是全身接收非语言交际信息最重要的组成部分。

A. 目光　　　　B. 上肢

C. 下肢　　　　D. 肢体动作

E. 腿

4. 护士洗手的目的是（　　）

A. 预防交叉感染　B. 美观

C. 舒适　　　　　D. 保暖

E. 美白

5. 在临床护理中，护理人员最受欢迎的笑是（　　）

A. 轻笑　　　　B. 微笑

C. 浅笑　　　　D. 含笑

E. 大笑

A_2型题

6. 护士小王在与患者沟通时，目光注视的

部位应为（　　）

  A. 脸、眼　　　B. 病变部位

  C. 随意　　　　D. 腿

  E. 脚

7. 护士在为患者换药时，目光注视的部位应为（　　）

  A. 脸、眼　　　B. 病变部位

  C. 随意　　　　D. 腿

  E. 脚

8. 护士小张与患者沟通，当注视对方的时间占全部相处时间 1/3 左右，你认为这是表示（　　）

  A. 友好　　　　B. 重视

  C. 轻视　　　　D. 敌意

  E. 兴趣

9. 护士化妆的原则有哪些（　　）

  A. 美观靓丽　　B. 真实自然

  C. 适宜得体　　D. 整体协调

  E. 以上都对

10. 护士小王在护理患者时常常微笑，以下哪项不妥（　　）

  A. 掌握要领　　B. 自然真诚

  C. 统一协调　　D. 注意适度

  E. 随时微笑

二、实践题

两人一组进行现场模拟练习，同学甲扮演护理人员，同学乙扮演患者，教师设置不同的情境，要求两者在相互注视的过程中，准确地把握注视对方的时间、部位、角度、方式等，变换眼神进行交流，并传递不同的情感和信息。请教师、同学、小组评价。

（刘秀敏　刘　萍）

第4章 护士服饰礼仪

服饰是对人们所穿衣服、饰物和携带品的总称。俗话说："人靠衣装马靠鞍"，"三分长相，七分打扮"，这充分说明了一个人的外在形象，除学识、修养、气质外，服饰也起到了非常重要的作用。在日常生活工作和交往中，尤其是在正式的场合，服饰礼仪越来越引起人们的重视。

第1节 护士服饰礼仪的基本原则

一、日常服饰礼仪原则

服饰，即一个人的衣服和饰品，是仪表组成非常重要的一部分。服饰指穿衣戴帽，不仅可以由此折射出人们的教养与品位，更能无声地向别人展示出自己的身份。它还具有反映社会分工，体现地位、身份差异的社会性功能。

> **案例 4-1**
>
> 小芳和小红是好朋友，小芳长相漂亮，小红相貌平平。小芳虽然相貌出众，但是穿着打扮不讲究，难登大雅之堂。而小红自知相貌一般，平日里对于着装配饰很是讲究，每每出现在人前都是整洁得体，让人眼前一亮。因此，小红比小芳更受到人们的喜欢。
>
> **问题：** 1. 着装的原则是什么？
> 　　　　 2. 着装的禁忌有哪些？

（一）着装的原则

着装是人们审美的一个重要方面，不仅指穿衣戴帽的款式与颜色，而且还折射出人们的素养与品位，它既是一门技巧，更是一门艺术。现实中，同样的服装，穿在不同人的身上，给人的感觉却迥然不同，这就表明每一个人的着装，应该根据自己的年龄、性格、职业、爱好、体型特征等，扬长避短，突出特色，以求通过服装再现自我。通常情况下，着装需要遵循以下基本原则。

考点：着装的原则

1. TPO 原则　是目前国际认可并在各个国家通用的规范，明确地阐述了服装与着装环境的关系。T（time）是时间、P（place）是地点、O（object）是目的。其含义是衣着打扮要符合自己所处的时间、地点、场合，并要达到着装的目的。

（1）Time（时间）原则：着装符合昼夜、季节、时代的变化。

1）符合昼夜的差异：即与昼夜时间变化相和谐，白天和晚上的着装不同。白天穿的衣服需要面对他人，应当合身、严谨；晚上穿的衣服不为外人所见，可宽大、舒适、随意。

2）符合季节的变化：即与季节交替相对应。夏天的服饰应以轻柔、简洁、凉爽为原则；冬天的服饰应以保暖、轻便为原则，要避免臃肿不堪，也要避免因穿着过于单薄而冻得面色发青、嘴唇发绀而影响自身形象。

3）富有时代的特征：即与时代发展同步，要把握顺应时代的潮流和节奏，既不能太超前，也不能滞后。

（2）Place（地点）原则：着装要做到"随境着衣"，指在不同国家或某个国家的不同地区，因地理位置、气候条件、风俗民情、经济发展情况的不同，着装也有所不同。例如，在着装上，中国与其他国家不同、室外与室内不同、城市与乡村不同、海滨与街市不同等。

（3）Object（场合）原则：着装要与场合、目的、角色相一致。人们在生活中因出席的场合不同、扮演的角色及目的不同，着装也应有所不同。例如，医护人员上班着工作服，到礼堂观看表演着便服，上舞台主持晚会着礼服。

2. 适体性原则　着装要与个人年龄、性别、职业、肤色、体型相适应。年轻人穿着活泼、色彩明快的服装，要充分体现其朝气和充满生机的青春靓丽之美；中老年人着装宜庄重、典雅、有品位，要集中体现其智慧和成熟之美；肤色偏黄或偏白者宜穿暖色系服装，肤色略黑者宜穿冷色系服装。着装切忌过于复杂、艳丽、珠光宝气，给人以肤浅之感。

3. 适度性原则　服装要有适度的色彩、适度的款式、适度的装饰。色彩不宜过于杂乱，服装在搭配时要遵循三色原则，符合审美和视觉要求。款式应简约大方，不宜穿奇装异服，也不宜过分地暴露。服装的装饰要简洁明快，与服装的流行元素相协调，起到画龙点睛的作用，切忌过分的装饰或修饰。

4. 个体性原则　服装是个人修养、内心审美的一种外在表现，也是个性的一种完美体现。在不同的社交场合、地点，依据个人的审美选择能够充分展示自己品位和气质的着装，充分体现个人的魅力。因此，着装时既要遵循原则，又要突出自己的个性。应兼顾自身的特点，做到量体裁衣、扬长避短，要保持自己独特的风格，以在人际交往中给人们留下美好的印象。

5. 整体性原则　服饰美是人体美的延伸，也是文明社会的产物。通过合体大方的服装可修饰或弥补身体的缺陷或不足。着装各部分要相互呼应、搭配，服装的色系方面要协调；服装与鞋、袜子及配饰要相互协调；服饰要与季节及所处的环境相互协调，这样才能充分体现整体的完美与和谐。

6. 技巧性原则　不同的服装有不同的搭配和既定的穿法。因此，着装要注重搭配技巧，利用着装的技巧扬长避短；同时，巧用饰物，起到烘托、陪衬及美化的作用。

（二）着装的注意事项

1. 整洁　着装反映了一个人的卫生状况及精神面貌，应力求整洁。具体应做到：整齐，平整；干净，勤换洗，做到无污渍、油迹及异味；完好，在正式的场合不要穿残破、陈旧的服装。

2. 文明　着装的文明性，主要是要求着装文明大方，符合社会的传统道德及文化习俗。在追求服饰的修饰美的同时还应文明着装，以显示自己的优雅气质与修养。

3. 禁忌

（1）切忌过分裸露：在正式场合切忌露胸、露背、露脐、露肩和腋窝、暴露大腿和脚趾。

（2）切忌太透：过于透薄的衣服让人觉得轻浮、低俗、无品位。

（3）切忌太短：夏天裙摆应达膝盖，衣裤应遮肚脐，长裤裤脚应到踝部。

（4）切忌太紧：太紧会束缚肢体活动，特别是老年人，着装应得体舒适。

二、工作服饰礼仪原则

考点：工作服饰礼仪原则

护士服饰礼仪是护士外在职业形象的一种直接体现，包括护士服、护士帽、口罩、长裤、护士鞋、袜子、发饰等的要求。在医疗护理服务行业，护士服饰既体现了护士的职业特征，又展现了护士特有的气质和形象，也是医疗服务机构规范化和良好形象的外在表现。护士着装应当遵循统一、合体、呼应的原则。

（一）端庄大方，合体素雅

护士服是护士上班时的统一着装。在工作岗位上护士服要端庄大方、简约合体、线条流畅、格调素雅、实用耐穿，充分展示护士白衣天使的形象，折射出护士干练、圣洁的独特气质。

（二）干净整洁，洁白无皱

护士服作为职业装，是为患者提供护理服务的着装。着装要本着对患者负责、对自己负责、对医院负责的态度，保持整洁干净、无污垢、无皱褶、无破损、无开线、无其他多余装饰品。充分彰显个人的人格魅力，同时也彰显出医院的文化品位和规范的管理。

（三）色彩协调，搭配统一

护士服的色彩宜淡雅、庄重、朴素、明快。服装的款式简洁，切忌烦琐、呆板。护士服与护士帽、护士鞋袜或护士长裤要协调搭配，护士胸牌和护士挂表均应和护士服相互协调，起到修饰点缀的效果。

案例 4-1 分析

一个人的美包括仪容美、服饰美、仪态美、风度美等，一个好的容貌如果不注重着装打扮，也不会给人以美感。所以，日常生活中要按照着装的原则来打扮自己。

第2节　护士工作着装具体要求

随着医学科学的迅速发展，医学模式的转变给医院提出了更高的要求。护士在工作岗位上应着工作装，使护士服、护士帽、护士裤、护士鞋、袜子、发饰等相互呼应，协调配合。其规范的着装可以向社会展示出护士严谨自信、优雅庄重、诚信大方的工作作风和职业风采。

考点：工作着装具体要求

一、不同科室护士工作着装具体要求

护理工作独特的艺术美是通过护士良好的职业形象体现的，规范的着装能够充分展示护士饱满的精神风貌和积极向上的职业素养。护士应以端庄的仪表、整洁的服饰，给患者留下良好的第一印象和美好的回忆，以便在今后的工作中得到患者更多的信任与配合。因此，护士上岗必须自觉地穿工作装。

（一）普通病房护士工作着装具体要求

> **案例 4-2**
>
> 一位患者被家属搀扶着走进普外科病房，面容痛苦。护士小王快步迎上前来，只见她护士服上其中一个扣子眼用胶布粘着，黑色的内衣领外露，口袋外还有棕色的污迹。虽然她热情地为患者进行了引导、介绍服务，但患者和家属看起来还是有些不满意。
>
> **问题**：1. 护士小王的问题出在哪里？
> 　　　　2. 医护人员的工作着装有哪些要求？

医护人员的着装不仅是专业的特征，更可体现医护人员的精神面貌。

1. **护士帽**　是护士的职业象征，它用无声的语言告诉患者："我是一名护士，我为您的健康服务"。护士帽有两种：燕帽和圆帽。

（1）燕帽：有方角和圆弧角两种款式。戴燕帽时，长发者应将头发盘于脑后，用发卡、网套或头花固定。燕帽应轻巧地扣在头顶，戴正戴稳，帽子前沿距前额发际 4～5cm，选择与燕帽同色或白色的发卡固定于脑后，以低头或仰头时不落为宜（图4-1，图4-2）。

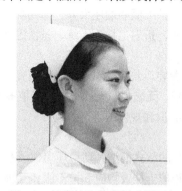

图4-1　长发护士戴燕帽（侧面）

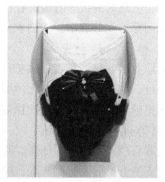

图4-2　长发护士戴燕帽（背面）

（2）圆帽：男护士及手术室、传染科、其他特殊科室的护士，为了无菌技术操作和保护性隔离可佩戴圆帽。戴圆帽时，应将头发全部放在圆帽内，前达眉睫，后到发际，帽缝在后，边缘要整齐（图4-3，图4-4）。

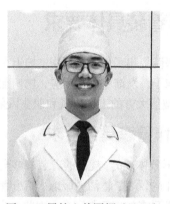

图4-3　男护士戴圆帽（正面）

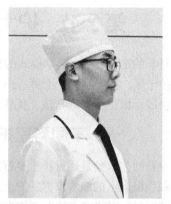

图4-4　男护士戴圆帽（侧面）

知识链接　　　　　　　　　　　**燕帽彩条的含义**

　　燕帽边沿的彩条多为蓝色，象征着严格的纪律，是责任和尊严的标志，同时代表了一定的含义：斜行的蓝色彩条是职称高低的象征，一条斜条表示护师，两条斜条表示主管护师，三条斜条表示副主任、主任护师；横向的蓝条是职务的象征，一道横条代表病区护士长，两道横条代表科（总）护士长，三道横条代表护理部主任。

2. 护士服　是职业礼服，有衣裙式和衣裤式两种。普通科室大多为衣裙式，白色居多，儿科护士常穿粉色护士服，其他科室可有淡绿色护士服等；急诊、"120"急救中心有橄榄绿、衣裤式护士服，便于急救操作。

护士服着装要求型号合适，大小适宜，以衣长过膝、袖长至腕为宜。腰部用腰带调整，宽松适度。领口、袖口要扣好，里面的衣领、内衣袖及裙摆下端不可外露。男护士服着装时，不宜着高领及深色内衣。扣子齐全，袖口不卷，口袋内避免装过多的物品，禁止在护士服上乱涂乱画（图4-5～图4-7）。

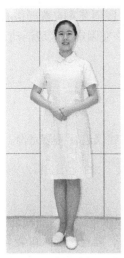
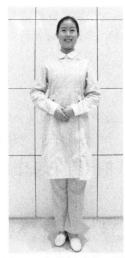
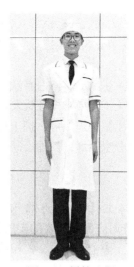

图 4-5　短袖裙式护士服　　　　图 4-6　长袖裙式护士服　　　　图 4-7　男护士服

3. 护士裤　工作时着工作裤，长短适宜，与护士服同质。

4. 口罩　医护人员在进行无菌操作与防护传染病时必须戴口罩。口罩应完全遮盖口鼻，戴至鼻翼，口罩带松紧适宜。使用时保持口罩清洁，洗手后取下口罩折好放于上衣口袋内，不能挂在胸前，污染后要及时更换（图 4-8）。

5. 鞋袜　护士工作时穿护士鞋，一般为白色或乳白色、软底、坡跟为宜，不应穿高跟鞋、硬底或走路时发出响声的鞋子。袜子应选择肉色或浅色，袜口不宜露在裙摆或裤脚的外面，不能穿破损的袜子（图 4-9，图 4-10）。

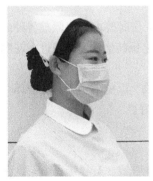
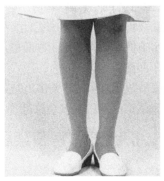
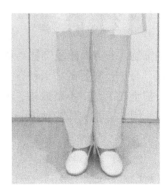

图 4-8　戴口罩（侧面）　　　图 4-9　护士穿裙装鞋袜　　　图 4-10　护士穿裤装鞋袜

（二）其他科室护士工作着装具体要求

为了适应不同岗位工作的需求，不同科室的护士服款式也进行了不同的设计。

1. 手术室手术衣着装要求　手术衣分为手术内衣和无菌手术衣。进手术室后，应更换手术内衣、拖鞋，戴圆帽。手术内衣为衣裤式，墨绿色，上身衣袖为半袖。站台护士需消毒手后穿无菌手术衣。穿无菌手术衣需至宽敞处；抓住衣领，抖开衣服，使正面朝前；将手术衣轻轻上抛，双手顺势插入袖筒，手向前伸，待巡回护士协助穿衣袖与系腰带。穿好手术衣后应注意保护，避免污染（具体着装方式见《外科护理》）。

2. 隔离病区隔离衣着装要求　在传染病区污染面朝外，在保护性隔离病区清洁面朝外。它的款式为中长大衣后开襟系带式，袖口为松紧式或条带式。穿、脱隔离衣有着严格的操作流程和要求（具体着装方式见《护理学基础》）。穿好隔离衣后，只允许在固定的区域活动，避免污染、破损、潮湿。

（三）护士工作着装训练

1. 按护士工作要求梳理头发。

2. 穿护士服、护士裤、护士鞋，戴护士帽，佩戴口罩。

3. 学生分组展示，教师、同学、小组分别评价，按照他人建议进行调整完善。

二、护士工作配饰要求

（一）与工作有关的饰物

护士工作时应佩戴必要的实用性饰品，如手表、胸牌等，以保证工作的顺利进行。

1. 胸牌　护士工作时，需佩戴胸牌。佩戴时胸牌正面向外，固定于上衣口袋前方，表面干

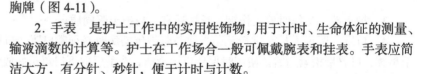

净，不可吊坠或粘贴他物。不可将胸牌佩戴于其他位置或随意佩戴他人胸牌（图4-11）。

2. 手表　是护士工作中的实用性饰物，用于计时、生命体征的测量、输液滴数的计算等。护士在工作场合一般可佩戴腕表和挂表。手表应简洁大方，有分针、秒针，便于计时与计数。

3. 发卡　是用于固定工作帽的非装饰性饰物。一般护士的燕帽需用发卡来固定，发卡的选择应是白色或浅色，左右对称，别在燕帽的后面，一般不外露。医护人员在工作期间头部不宜佩戴多种或很醒目的饰物。

（二）与工作无关的饰物

图4-11　护士佩戴胸牌

饰物是一种点缀，作为护理工作者，工作时要求不得佩戴各种装饰性的饰物。一方面佩戴饰物不利于实施护理工作，另一方面也不容易保持清洁；佩戴过多花哨的饰物，与护士美好的"天使"形象不匹配。

护士在工作中不戴戒指，不佩戴吊坠及有声响、繁多庞杂的饰物，以免影响工作及破坏个人气质。因此，在工作岗位上，护士佩戴饰品应以不戴装饰性饰品为好。

三、护士工作着装禁忌

1. 着装八忌　第一，忌过分杂乱、搭配不规范；第二，忌过分脏皱、有异味；第三，忌无扣、过分残破；第四，忌过分鲜艳，给人压力；第五，忌过紧或过肥、不合身体；第六，忌过分短小，衣不遮体；第七，忌过分透视、不庄重典雅；第八，忌过分暴露，给人轻浮之感。

2. 护理职业服饰的四不暴露　①胸部：运动、动作和操作之中不能暴露，领子不能低于锁骨；②肩部：尽量不穿无袖的服装，暴露肩部；③腰背部：不可暴露；④腿脚：不宜过多暴露，裙子要及膝，不宜露脚趾。

3. 进出病区的便装　护士进出病区的便装要充分体现护士的端庄、稳重与大方。出入病区，不穿不雅观或过分暴露的服装，如吊带装、露脐装、迷你裤和超短裙等；男护士不能穿背心、短裤到病区；不宜穿拖鞋或带响的硬底鞋出入病区；夏天禁忌光脚穿鞋，男护士也要穿薄袜。禁忌涂抹浓郁的香水，避免刺激患者引起不良反应。

案例 4-2 分析：

护士小王在工作中由于护士服不整洁、不雅观，有损于护士在患者心目中的形象，进而影响护患交往。

护考链接

1. 在医院传染区使用口罩，符合要求的是（　　）

A. 口罩应遮住口部
B. 污染的手指能触摸口罩外面
C. 口罩潮湿应晾干后再用
D. 取下口罩后直接放入衣兜
E. 脱下口罩后勿挂在胸前

分析：工作时应及时戴上或取下口罩，取下后应将污染面反折于内叠好，放在护士服上面的口袋里。应选 E。

小　结

服饰是服装和配饰，是一种文化，也是一个国家和民族礼仪的标志之一。着装应遵守 TPO 原则、适体性原则、适度性原则、个体性原则、整体性原则、技巧性原则。医护人员在工作岗位上穿工作服，要佩戴工作牌，工作服要整齐清洁。生活中，应根据自身特点合理选择能够突出优点的服饰，以朴素、大方、整洁、得体、协调为标准，突出个人风采。

自测题

一、选择题

A₁ 型题

1. 关于服饰礼仪的原则，不包括（　　）

A. 整体性原则　　B. TPO 原则
C. 适体性原则　　D. 系统化原则
E. 技巧性原则

2. 护士在工作岗位上可以佩戴的饰品有（　　）

A. 戒指　　　　　B. 简约的手表
C. 手镯　　　　　D. 耳环
E. 脚镯

3. 着护士服的注意事项中，叙述不恰当的是（　　）

A. 护士服合体
B. 护士服整洁干净
C. 长短刚好过膝
D. 缺纽扣暂时用胶布粘贴
E. 护士服有缝线开口应及时缝上

4. 戴燕帽时，不符合礼仪要求的是（　　）

A. 短发两鬓头发梳至耳后，两侧耳前不能披散头发

B. 短发不超过耳下 3cm
C. 长发梳成马尾用发网向上网住，使发不垂肩
D. 帽子前沿距发际 2～3cm
E. 燕帽洁白平整能挺立，无皱褶

5. 男护士戴圆帽时，不符合礼仪规范的是（　　）

A. 戴圆帽为隔离和无菌技术操作的需要
B. 缝线放于前面正中，帽边缘应平齐
C. 侧不掩耳
D. 不露发际
E. 前不遮眉

A₂ 型题

6. 关于胸牌的佩戴，下列叙述符合规范要求的是（　　）

A. 在岗位上护士可以不佩戴胸牌
B. 正面向内
C. 挂于胸前第 3 个纽扣上沿
D. 表面沾染污渍
E. 胸牌上不可吊坠或粘贴它物

7. 护士小张穿护士鞋时，不符合礼仪规范

的是（　　）

A. 护士鞋为白色低帮防滑鞋

B. 软底轻巧

C. 穿护士鞋宜穿深色袜子

D. 码数应大小合适

E. 护士鞋洁白干净

8. 护士小王在医院儿科实习时，关于佩戴饰物的要求错误的是（　　）

A. 胸牌佩戴在左胸前

B. 佩戴项链时不易外露

C. 可佩戴手链

D. 不宜佩戴戒指

E. 护士表佩戴时表盘倒置

9. 患者，男，60岁，退休工人，因"支气管肺炎"收住院。责任护士进行入院护理时，不符合服饰礼仪规范的是（　　）

A. 护士服整洁干净

B. 服饰大小合身

C. 着白色长裤

D. 发饰素雅、大方

E. 左手戴一只手镯

10. 患者，男，45岁，部门经理，因"急性胰腺炎"收住院。在护理过程中，符合服饰礼仪规范的是（　　）

A. 护士服袖口缺纽扣用别针别好

B. 护士燕帽洁白，后面用白色卡子固定

C. 胸牌正面朝内，无污染

D. 衣领整齐，领扣未扣

E. 护士怀表夸张、色彩鲜艳

二、实践题

训练在规定的时间内化护士淡妆，穿护士服、护士鞋、戴护士帽，检查是否符合规范要求，请教师、同学、小组评价，选出最美女护士（评价标准见附录一）。

（刘　萍　刘秀敏）

第5章 护士行为礼仪

行为举止是人们在日常活动或交往过程中所表现的各种行为姿态，即举止、动作、姿势。"站有站相，坐有坐相"，就是对人们行为举止最基本的规范。举止作为一种无声的语言，传递一定的信息，直接反映出人的内在素养，也影响他人对自己的印象和评价。

行为举止在人际交往中起着重要的作用，优美的姿态、温柔的行为，实际上是一种无声的语言，往往比有声的语言更有魅力。一个人的一举一动都是个人的品德、情趣、教养等在仪态上的外在展现，它不仅反映了一个人的职业特点，同时也反映着人的内心精神世界。在医疗活动中，医护人员饱满的精神、高雅的举止、和蔼的态度，将给患者留下美好的印象，使其获得真诚、温暖、信赖的美感，无形之中给患者以振奋，调动肢体的积极性，主动地配合治疗和护理，促进疾病的好转或康复。相反，医护人员懒散拖沓、举止轻浮、神情冷漠，即使有娴熟的诊疗技术，也难以取得良好的治疗效果。

第1节 护士基本行为礼仪

案例 5-1

实习护生小张，坐在护士站书写护理文件，这时来了一位患者家属，小张立即停止书写，起身站立，笑脸相迎，细心地解答患者家属的问题，患者家属非常满意，挥手告别。

问题： 1. 与他人沟通时保持何种体位易被对方接受？
      2. 站姿有哪些方式？

在社会交往中，举手投足，都可从侧面反映出一个人的修养，也表示一种态度。要成为一个有修养的人，就必须从举止仪态做起。英国哲学家培根说："在美的方面，相貌的美，高于色泽的美，而秀雅合适的动作美又高于相貌美。"因此，在人际交往中，尤其是正式场合，人们的举止要符合约定成俗的行为规范，做到文明、优雅、敬人。文明，举止自然大方、得体适度，体现自己良好的文化修养。优雅，高雅脱俗、赏心悦目，具有良好的风度。敬人，礼让他人，体现出对他人的尊重、友善。护士是最能发挥力与美的职业，训练有素的举止，得体的护士风度，能显示出护士温和、善良、仁爱的"白衣天使"的形象。因此，培养护士良好的行为举止与进行礼仪修养训练是密不可分的。

它的功能有：①表露功能，它可以表达口语难以表达的信息，使双方免于受窘；②替代功能，它可以替代口语，直接与对方交流、沟通；③辅助功能，它可以辅助口语，使人"言行一致"，思想得以强化，且被表达得更清楚，更深刻；④适应功能，它可以适应本人的心理、生理需要；⑤调节功能，它可以暗示调节双方关系，使对方做出积极反应。

一、手 姿

考点：基本手姿

手姿又称手势，是人的两只手及手臂所做的动作，其中双手的动作是手姿的核心。手姿是人际交往中最有表现力的一种体态语言，运用时要注意与情境、眼神、步伐、礼节相配合。它的信息传递由速度、活动范围和空间轨迹三部分构成。可分成四种类型：第一类是形象手势，用以模拟具体物态；第二类是象征手势，用以表示抽象意念；第三类是情意手势，用以传递情感；第四类是指示手势，用以指示具体对象从事某项活动。

（一）基本手姿

1. 垂放　是最基本的手姿。双手自然下垂，掌心向内自然弯曲，分别贴放于大腿外侧，中指轻触裤缝，多用于站立之时（图 5-1）。

2. 搭握　有两种方式：①双手自然下垂后两手搭握，女士两手虎口相对，右手在上，左手在下，掌心向内，搭握于腹前，拇指于肚脐部；男士搭握手腕，叠放于下腹部（图 5-2，图 5-3）；②女士两手虎口相对，左手成半握拳状握住右手拇指，右手其余四指搭握左手手指，手腕上扬，左手手背朝上，搭握于第四颗纽扣的位置（图 5-4），用于与患者沟通时。

3. 背手　双臂伸到身后，双手相握，同时昂首挺胸，多见于站立、行走时，显示很有威望（图 5-5）。

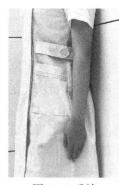

图 5-1　垂放

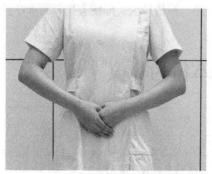

图 5-2　搭握于下腹部（女）

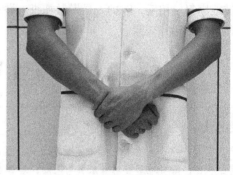

图 5-3　搭握于下腹部（男）

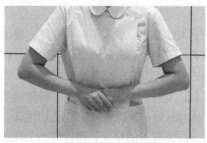

图 5-4　搭握于第四颗纽扣的位置（女）

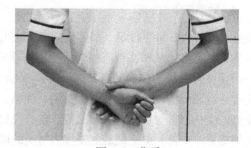

图 5-5　背手

4. 持物　用手拿东西，既可用单手，也可用双手。要点是：拿东西时应动作自然，五指用力均匀，禁忌翘起无名指与小指，以免显得故作姿态（图 5-6）。

5. 鼓掌　表示欢迎、祝贺、支持及赞赏，用于演讲、演出、比赛或迎候嘉宾。方法是右手掌心向下，有节奏地拍击掌心向上的左手手掌（图 5-7）。

6. 夸奖　表示赞扬、鼓励，主要用以表扬他人。其做法是伸出右手或左手，翘起拇指，指尖向上，指腹面向被称赞者（图 5-8），同时应面带微笑向其注视，以示由衷和诚恳之情。

7. 指示　是用以引导他人、指示方向的手势。其正确做法是将右手或左手抬至一定高度，四指并拢，拇指微张，掌心向上，以其肘部为

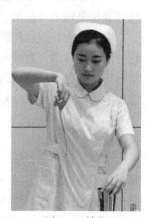

图 5-6　持物

轴，朝一定方向伸出手臂（图 5-9，图 5-10）。

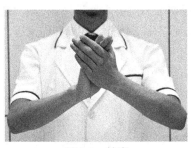

图 5-7　鼓掌

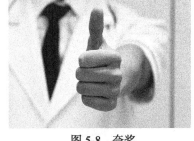

图 5-8　夸奖

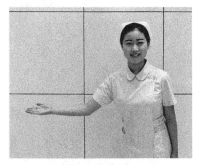

图 5-9　指示 1

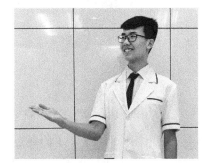

图 5-10　指示 2

（二）常见手姿的不同含义

1. 握手　是人们在社交场合中不可缺少的礼节，多用于见面致意、问候、祝贺、感谢、鼓励、告别。从握手中，往往可以了解一个人的情绪和意向，还可以推断一个人的性格和情感（图 5-11，具体内容见本章第 2 节）。

2. 挥手　主要是向人打招呼或是告别（图 5-12），但由于地区和习惯的差异，挥手的方式方法也有所不同。

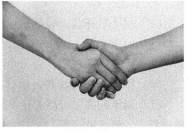

图 5-11　握手

3. 召唤　要表示"到这儿来"的手势是举臂，可根据他人距离的远近调整右手手势的高低，手指并拢，手心向下，然后将手指做搔痒状（图 5-13）。

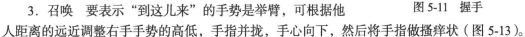

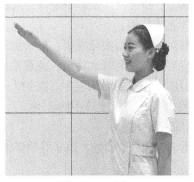

图 5-12　挥手

图 5-13　召唤

4. "V"字形手势　食指和中指分开呈"V"字形，手掌向外。欧美一些国家示意为"胜利"或者"成功"，在我国也可示意为"贰"（图 5-14）。

5. "OK"的手势　食指与拇指构成环形，其他三指伸直，表示"OK"即赞扬和允许等意思。然而，在一些国家，其意恰好相反，这个手势表示"劣质品"、"零"或"毫无价值"、"钱"、"人体上非常隐蔽的孔"、"无声而恶毒的脏话"等。因此，在那些国家里，切记不要打这个"OK"手势（图5-15）。

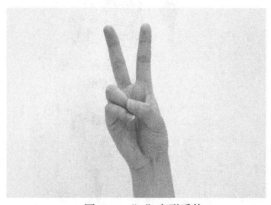
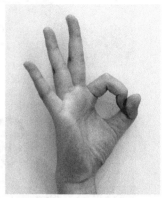

图 5-14　"V"字形手势　　　　　　　　　图 5-15　"OK"手势

6. 竖起大拇指　表扬他人，人们常常习惯伸出右手，翘起大拇指，指尖向上，指腹面向被称道者。但在交谈时，右手拇指不应指尖向下指向其他人，因为这意味着自大或藐视。不宜自指鼻尖，因有自高自大、不可一世之意。

7. 其他手势

（1）用手呈杯状，做饮水动作，表达"我渴了"。

（2）两手合掌，把头倚在一侧手背上，紧闭双眼，做入睡状，表示"我很疲倦"。

（3）用手拍拍胃部，表示"我吃饱了"。

（4）用手在胃部画圈表示"我饿了"。

（5）两手相搓既可以表示"我很冷"、"很好"、"这里很安逸舒适"，也可以表达迫切期望、精神振奋、跃跃欲试等。

（三）手姿的训练方法

1. 基本要领

（1）到位：指任何体位，手姿都是其基本组成部分，应当将手置于一定位置，既美观大方，也可以发挥正确作用。

（2）自然：指根据实际需要，酌情加以变化，要避免夸张做作，失之于自然美。

（3）稳妥：持物时轻拿轻放，注意稳妥。

（4）卫生：指手的清洁卫生，医护人员的双手经常要为患者服务，有时更需要进行无菌操作，这就要求我们要保证双手的干净。

2. 训练方法

（1）垂放、背手、持物、鼓掌等手姿将在站姿、行姿、坐姿、蹲姿及护士工作中的行为礼仪中练习。

（2）指示：在站立的基础上，注视对方，抬起右手或左手至一定高度，四指并拢，拇指与其他四指微分开，指尖指向所指方向，同时伴以相应的语言，如"您好，请您向右走"，或"会议室在三楼，请您跟我走"。

（四）禁忌手姿

1. 易于误解的手姿

（1）个人习惯，不为他人理解的手姿。

（2）因为文化背景不同，被赋予了不同含义的手姿，如"OK"在不同的国度容易产生误会。

2. 不卫生的手姿 在他人面前搔头皮、掏耳朵、擦眼睛的分泌物、抠鼻孔、剔牙齿、抓痒痒、摸脚丫等手姿，极不卫生，显得没有教养。

3. 不稳重的手姿 在大众场合，双手乱动、乱摸、乱扶、乱放，或咬指甲、抬胳膊、折衣角、拢头发等手姿，均属于不稳重的手姿。

4. 失敬于人的手姿 勾动食指招呼别人，拇指竖起来反向指向他人或自指鼻尖，用手指点他人都是失敬的手姿。

二、站 姿

考点：站姿要领

站姿是站立时所呈现出的姿态，是所有体态的基础。护士良好的站姿能显示出自信并给他人留下美好的印象。包括基本站姿、标准站姿、沟通站姿，总体要领是挺、直、高、稳。

（一）站姿要领

1. 基本站姿 头正颈直，目视前方，面容表情自然或面带微笑，下颌微收，两肩平齐外展，双臂自然下垂，手指自然弯曲，中指轻触裤缝，挺胸收腹，立腰提臀，两膝并拢，两脚呈"V"字形（图5-16，图5-17），脚跟靠拢，两脚尖的距离约为10cm（约呈45°）。

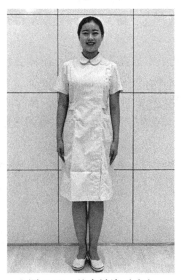

图5-16 基本站姿（女）

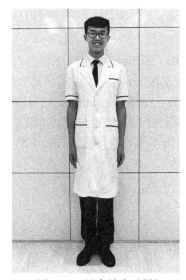

图5-17 基本站姿（男）

2. 标准站姿 在基本站姿基础上，两手搭握于腹前，女士双脚变为"丁"字形（图5-18），一脚放于另一脚的内侧中点；男士两脚呈"V"字形（图5-19）。

3. 沟通站姿 在基本站姿基础上，女士两手搭握于第四颗纽扣前，两脚呈"丁"字形（图5-20）；男士两手搭握于小腹前，两脚呈"Ⅱ"字形，不可超过肩宽（图5-21）。

（二）不同场合的站姿

1. 庄重场合 基本站姿，应用于庄严、隆重的仪式场合，如升国旗、接受奖励、致悼词等。

2. 迎接、会议场合 标准站姿，端庄文雅，多用于迎接、会议场合，如迎接患者、前台导

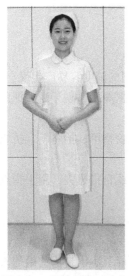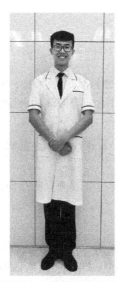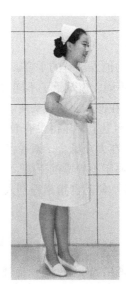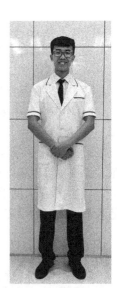

图 5-18　标准站姿（女）　图 5-19　标准站姿（男）　图 5-20　沟通站姿（女）图 5-21　沟通站姿（男）

诊、交接班等。主持文艺活动、联欢会时，女士双脚可呈"丁"字形，让姿势更加优美。

3. 公共场合　沟通站姿，亲切友好，多用于与他人交流沟通时。

（三）训练方法

1. 靠墙训练　背靠墙站立，使枕部、双肩胛、臀部、小腿、脚后跟紧贴靠墙，全身肌肉绷紧（图 5-22），每天坚持 5～10 分钟，可以使身体挺、直、高、稳，矫正缩肩弓背、探头等不良姿态。

2. 顶书训练　颈部自然挺直，下颌向内收，把书本放在头顶，头、躯体会自然保持平稳。这种方法可以矫正低头、仰脸、歪头、晃头及左顾右盼的不良姿态。

3. 提踵训练　在相差 10cm 左右的台阶，脚掌站在高处，脚跟悬空，全身肌肉绷紧，保持站立姿势，身体挺拔向上，进行上下颠动练习，或挺体提臀，静止不动，以练习平衡感（图 5-23）。这种练习主要针对提臀效果不明显的练习者。

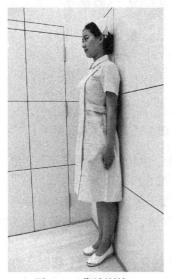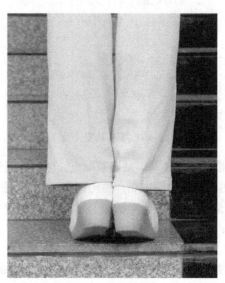

图 5-22　靠墙训练　　　　　　　图 5-23　提踵训练

4. 照镜训练　面对镜面，检查自己的站姿及整体形象，发现问题及时纠正。注意姿势协调、自然、挺拔。

在训练时最好配上轻松愉快的音乐，可以调整心境，避免枯燥乏味和单调，既可以减轻疲劳，又可以提高练习兴趣。

（四）禁忌站姿

1. 全身不够端庄　站立时，头歪、肩斜、臂曲、胸凹、腹凸、背弓、撅臀、膝曲，或双手插入口袋里，均为不良姿态。

2. 双腿叉开过大　在众人面前双腿叉开过大或双腿交叉，有失大雅。

3. 手脚随意乱动　站立时，禁止两手做小动作，如玩弄衣服、医疗器械（听诊器）等，咬指甲、用脚尖乱点乱画，两脚踢来踢去，用脚去勾东西、蹭痒、脱鞋袜或半脱不脱等。

4. 表现自由散漫　站立时随随便便，任意扶、拉、倚、靠、趴、蹬、跨，都会显得无精打采，自由散漫。

三、行　姿

行姿是行进时的姿态，以站立姿态为基础，属于站立姿势的延续。医护人员工作时离不开行走，尤其是护士工作的大部分时间都是在行走中，如接送患者、端治疗盘、推治疗车等。正确而优美的行姿给人一种干练愉悦的感受，既能节省体力，又有助于更好地完成医疗工作。行姿要领：轻、直、匀、稳。　考点：行姿的基本要领

（一）行姿要领

1. 女士行姿　在站姿的基础上，两眼目视前方，将重心抬高，以胸代步，两臂前后自然直摆，前约 35°，后约 15°。起步时身体稍向前倾，重心落前脚掌，行走时脚尖向前，避免内外八字步，双脚踩在一条线的两侧，落步轻盈，步幅一脚之距，步速稳健快捷（图 5-24）。

2. 男士的行姿　抬头挺胸，收腹直腰，上身平稳，肩平，两眼平视前方，展现出男士刚强、豪放、阳刚之美。

3. 快行步　在行姿的基础上，步幅变小，步速变快，用于抢救工作中。

（二）不同场合的行走礼仪

人们在不同的场合行走时，要充分考虑到周围环境因素，尊重和体谅他人，注意行走礼仪规范。

1. 工作场合　步幅不宜太大，但要求频率稍快，落步要轻。紧急情况应加快步伐和步幅，切忌以跑代走。

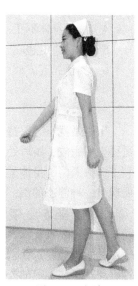

图 5-24　行姿

2. 上下楼梯　应遵循礼让、右行和快速的原则，若为他人带路，应主动走在前面进行指引。与尊者或异性一起下楼梯时，应走在前面，以保护后面的人免出意外。人多时，应注意与身前身后之人保持一定的距离，以免发生碰撞。

3. 出入电梯　进入有人管理的电梯时，应遵循安全礼让、先下后上、方便他人的原则。进入无人管理电梯时，应先进后出、主动控制电梯，为他人提供服务和帮助，保护他人安全；其他时间可按顺序依次进入，出来时应按照由外向里的顺序依次而出，不可推搡拥挤。

4. 通道走廊　在通道走廊中行走应尽量单人通过，靠右行，以方便他人行走。若在仅能容下一人的狭窄通道行走，遇到对面来人应主动面向墙壁，侧身礼让，请对方先行通过后再继续行

走，如果对方先这样做了，则应道谢后快速通过。

（三）训练方法

1. 摆臂训练　两臂以躯干为中心，前后自然直摆，前约35°，后约15°。矫正双肩过于僵硬、双臂左右摆动的不良习惯（图5-25）。

2. 步幅步位训练　行走时脚尖向前，双脚踩在一条线的两侧，落步轻盈，步幅一脚之距，步速稳健快捷。矫正内外八字步，避免脚步过大或过小。

3. 稳定性训练　将书本放在头顶，保持行走时头正、颈直、目不斜视，练习行走者的稳定性。矫正头颈不直、中心不稳等不良的行姿。

4. 协调性训练　起步前倾，重心应从足中移到足的前部，当前脚落地后脚离地时，膝盖伸直，踏下脚时再稍微松弛，并立刻使身体重心落于足的中央，不可偏斜。

训练时配以节奏感较强的音乐，注意掌握好走路的速度、节拍，保持身体平衡，双臂摆动对称，动作协调自然。

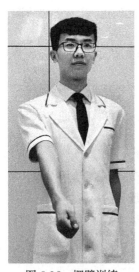

图5-25　摆臂训练

（四）禁忌行姿

1. 禁忌瞻前顾后　禁忌行走时摇头晃脑，左顾右盼，频繁回头注视身后。

2. 禁忌声响过大　禁忌行走时，脚步走声太响、跺脚等。

3. 禁忌八字步态　禁忌在行走时脚尖不正，构成"内八字"或"外八字"步态等，严重影响个人的风度与形象。

4. 禁忌身体不正　禁忌行走时头部前伸，歪头斜肩，耸肩夹臂，腆腹含胸，身体乱晃等。

5. 禁忌边走边吃　禁忌行走时边走边吃，不雅观也不卫生。

6. 禁忌三五成群　禁忌多人一起勾肩搭背或成横队，影响交通。

四、坐　姿

考点：坐姿的基本要领

坐姿是就座时保持的姿势，是生活中使用最多的一种举止。医护人员在工作中，有许多工作需要坐下完成，如写处方、处理医嘱、书写病历及填写各种记录单等，端庄、安详的坐姿不仅有利于医护人员的身体健康，减少疲劳，还体现医护人员工作认真负责的态度，给人一种信赖感，展现出一种静态的美。坐姿要求：轻、稳、定、缓。

（一）坐姿要领

坐姿实际包含三部分内容，即就座、坐定和离座的姿势。就座即从走向座位直到坐下的过程；坐定后的姿势即人在就座之后所呈现出的姿势，是一种静态的姿势；离座即从座位上起身离开的过程。就座和坐定的姿势是连贯一体的动作过程，离座为后续动作，都应遵循左进左出的原则。

1. 基本坐姿

（1）就座：在行姿的基础上，从椅子左侧走到座位前面，背向椅子，距椅子15～20cm，右脚向后移半步，使小腿贴在椅子边缘，单手或双手将平衣裙下摆，上身保持直立，轻稳落座，坐于椅面的前1/2～2/3位置。

（2）坐定：就座后，上身保持站立体态，双膝并拢，双脚自然踏平。两肩平正放松，两臂自然弯曲放在大腿或膝上，上身与大腿、大腿与小腿、小腿与地面均呈自然的90°，双手掌心向下，叠放于大腿之上（图5-26）。男士两膝也可略微分开，但一般不超过肩宽，双手放于双腿上，或搭握于腹部（图5-27）。

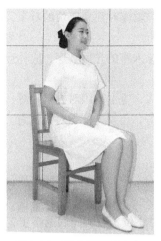
图 5-26　基本坐姿（女）

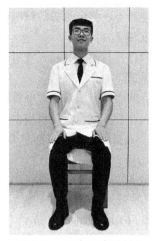
图 5-27　基本坐姿（男）

（3）离座：右脚后退支撑重心，上身保持直立，慢慢起身离位，从左侧离开。

2. 双腿斜放式坐姿　上身保持坐姿，入座后两腿叠放成一条直线，双脚与地面呈 45°斜放，展现出腿的修长美，适用于较低的椅位（图 5-28）。

3. 双腿叠放式坐姿　上身保持坐姿，将双腿完全地一上一下交叠在一起，交叠后的两腿之间没有任何缝隙，成一条直线斜放于一侧，与地面呈 45°，叠放在上的脚尖垂向地面。双臂自然弯曲，双手叠放于大腿上（图 5-29）。适合穿短裙的女士采用，造型优雅。

4. 前伸后屈式坐姿　大腿并紧后，向前伸出一条腿，并将另一条腿屈后，两脚脚掌着地，双脚前后要保持在同一条直线上（图 5-30）。

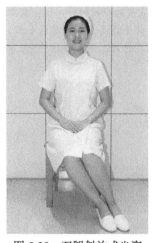
图 5-28　双腿斜放式坐姿

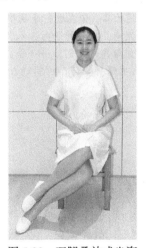
图 5-29　双腿叠放式坐姿

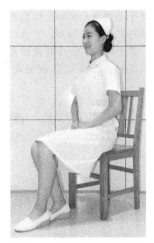
图 5-30　前伸后屈式坐姿

（二）不同场合常用的坐姿

1. 工作场合　工作场合属于正式场合，应端庄稳重，采取基本坐姿。双手书写、听讲时可以放于桌上。

2. 公众场合　在公众场合就座时，入座和离座的各个环节也有相应的礼仪规范，也是构成坐姿礼仪的重要内容。

（1）在适当之处就座：在公共场所或社交场合就座时，一定要坐于椅子、凳子或沙发等处，切忌坐在桌子上、地板上、窗台等非常规座位之处。就座时注意座位的尊卑，应主动将尊位让给客人、长者或职务高的人。

（2）遵守就座顺序：与他人一起入座时，要注意入座的先后顺序，应礼让对方，自己抢先入座是失礼和失态的表现。

（3）落座有礼：就座时，如果身边坐着熟悉的人，应主动跟对方打招呼；如果不认识，也应该向其先点头示意。在公共场合，要想坐在别人身旁，还须先征得对方同意。整个过程中，不应发出响声，任何由个人原因引起噪声都是失礼的行为。

（三）训练方法

坐姿训练的关键在于下肢与上身体位的协调配合，上身要挺直，腿姿要优美，同时还要练习就座和离座动作。

1. 就座　应从左侧一方走向自己的座位，背对座位，右脚向后退半步，轻稳地就座，尽量使动作轻盈，从容自如。

2. 坐姿　女士就座后，保持上部身体直立，两腿并拢，两手搭握，右手在上，轻放在大腿上，练习基本坐姿、双腿斜放式、双腿叠放式、前伸后屈式坐姿等。

男士按男士基本坐姿训练，练习两腿开合动作。

3. 离座　离座起立时，右腿先向后退半步，然后上部身体直立站起，收右腿，从左侧还原到入座前的位置。

练习坐姿时，最好是在形体房，坐在镜子前对着镜子检查自己的坐姿，也可在教室或宿舍内进行，同学之间相互指导纠正，训练时可配上音乐减少疲劳，同时会使你的坐姿更加优美、协调。

知识链接　　　　　　　　　　**搬 放 椅 子**

椅子是病房中配给每位患者床边的物品，但在进行床铺整理或某些治疗操作时，往往需要移动，搬放时要做到动作轻巧、节力，姿势优美。搬放椅子时，人侧立于椅子后面，双脚前后分开，双腿屈曲，呈半蹲姿，一手将椅背夹于手臂与身体之间，另一手自然扶持椅背上端，握稳椅背，起身前行（图5-31，图5-32）。搬起或放下时要保持轻巧，控制好力度。

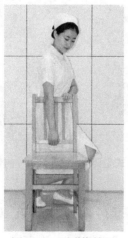　　　　　　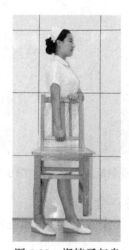

图 5-31　下蹲搬椅子　　　　　　图 5-32　搬椅子起身

（四）禁忌坐姿

1. 头部禁忌姿态　落座后，禁忌低头后仰、左顾右盼、闭目养神、摇头晃脑。

2. 上身禁忌姿态 落座后，禁忌前倾后仰、歪向一侧，或趴向前方及两侧、左右摇晃。

3. 手部禁忌姿态 落座后，禁忌两手端臂、抱于脑后或膝盖，禁忌到处乱摸乱碰、敲敲打打，禁忌肘部支撑在桌上、两手置于桌下或夹在大腿之间。

4. 腿部禁忌姿态 落座后，禁忌两腿分开过大、跷起"二郎腿"或两腿伸直、伸开，禁忌反复抖动、骑在座位上。

5. 脚部禁忌姿态 落座后，禁忌把脚抬得过高、脚尖指向他人，或使对方看到鞋底；禁忌当众脱鞋、袜子；禁忌脚勾着桌腿，把脚放在自己或他人座位上；禁忌用脚践踏物体，两脚交叉、摆成八字，或脚跟落地、脚尖向上、摇动不止。

考点：蹲姿的基本要领

五、蹲　姿

蹲姿是用于取低处物品或落地物品时所采用的一种身体低位姿态。蹲姿类似于坐姿，但它并非臀部触及座椅，蹲姿又有些类似于跪姿，但它又不是双膝同时着地。其包括蹲姿和半蹲姿。下蹲时，一定要做到文雅大方，姿势优美。蹲姿要领：稳、雅、美。

（一）蹲姿要领

1. 基本蹲姿 又称高低式蹲姿，在站姿的基础上，下蹲时，左脚在前，右脚靠后，从腰部将平衣裙，两腿靠拢向下蹲，左脚全脚着地，左腿小腿基本与地面垂直，右脚脚跟提起，脚掌着地，形成左高右低的姿态，臀部朝下，主要用右腿支撑身体。双手掌心向下叠放在左侧的大腿上（图 5-33）。男士则可适度地将其分开，双手放于两腿上（图 5-34）。

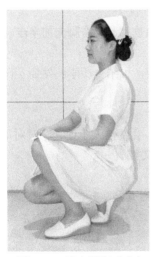 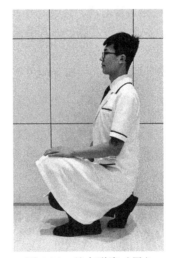

图 5-33　基本蹲姿（女）　　　图 5-34　基本蹲姿（男）

2. 半蹲式蹲姿 身体半立半蹲，下蹲时，上身稍许弯下，臀部向下，不能撅起；双膝略弯曲，身体的重心应放在一条腿上（图 5-35）。

3. 交叉式蹲姿 右脚退至左脚后，左脚在前，右脚在后，蹲下双腿交叉在一起。左小腿垂直于地面，全脚着地；右脚跟抬起，脚掌着地（图 5-36），这种蹲姿通常适用于女性。

4. 单膝着地式蹲姿 双腿一蹲一跪。下蹲之后，改为一腿单膝着地，臀部坐在脚跟上，而以其脚尖着地；另一条腿则应全脚着地，小腿垂直于地面；双腿应尽力靠拢。这种蹲姿是一种非正式的蹲姿，多用于下蹲时间较长，或为了用力方便。

（二）不同场合的蹲姿

1. 拾物　多采取双腿高低式蹲姿（图5-37）。

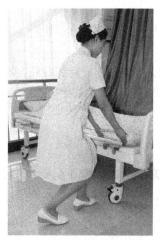
图5-35　半蹲式蹲姿

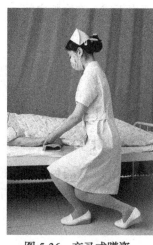
图5-36　交叉式蹲姿

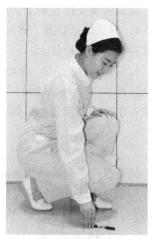
图5-37　拾物

2. 工作场合　工作中为了节时省力，减少护士负担，多采用半蹲姿和交叉式蹲姿。

（三）训练方法

在站姿的基础上，头略偏于右侧，右腿稍后退半步，单手或双手从身后向下将平衣裙下摆，上身保持直立，两腿靠紧下蹲，注意动作协调、自然、优美。

下蹲拾物时，左手放于左膝上，右手拾物或双手拾物站起，右脚向前半步，然后再行走，显得雅观、优美。

训练时，可分小组或两人一组互相检查，练习蹲姿。可结合所学的站姿、行姿、坐姿、蹲姿等连贯练习。

（四）禁忌蹲姿

在公共场所下蹲时有几大禁忌：①面对他人蹲下，会使他人不便；②背对他人，不够尊重；③两脚平行叉开或臀部高撅起式蹲姿，在别人面前不文雅。

案例5-1分析

当与他人沟通时，采取平等的体位容易被对方接受，如与站立人员沟通时，必须起身站立；当患者为坐位或卧位时，可适当选择坐位或前倾式沟通站姿，以表示对对方的尊重。站姿有基本站姿、标准站姿、沟通站姿，与人沟通时应使用沟通站姿。

第2节　护士工作中的行为礼仪

案例5-2

护士小张在为患者李某输液时，扎上止血带后发现患者手背血管不清晰，便用力拍了几下，患者感到疼痛，皱了皱眉，没有说话。小张看了看，又用力拍打了几下，此时，患者非常愤怒，拒绝小张为其输液。

问题： 1. 该患者为什么拒绝小张的服务？

2. 你遇到类似的事情应如何处理？

　　护士工作中的行为礼仪是指护士在护理治疗工作中应当遵守的行为规范，涉及持文件夹、端治疗盘、推治疗车、行礼致意及引导介绍等常见姿态，这些姿态的规范、优雅可以体现护士优良的职业素质和美的感受，对患者的治疗和康复起到积极的促进作用。

考点：持文件夹基本要领

一、持文件夹

　　文件夹内有重要的医疗文件，如病历、会议材料、科室材料等。护士工作中经常需持文件夹行走、翻阅、记录等。正确的持夹方法不仅能体现护士对医疗文件的重视，也反映出护士对工作的严谨，更能展示护士的姿态美。

　　（一）基本要领

　　1. 侧胸式　在站姿或行姿的基础上，肩部自然放松，上臂贴近躯干，文件夹正面向内，左手握住文件夹的上 1/3，文件夹前部略上抬，另一手自然下垂或扶托，行走时，右手以肩关节为轴，前后自然摆动。女士多用（图 5-38，图 5-39）。

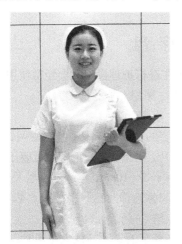
图 5-38　持文件夹（右手垂放）

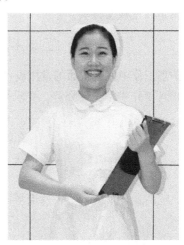
图 5-39　持文件夹（扶托）

　　2. 侧腰式　在站姿或行姿的基础上，肩部自然放松，上臂贴近躯干，文件夹正面向内，一手握住文件夹中部，放于侧腰部，男士多用（图 5-40）。

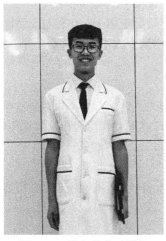
图 5-40　持文件夹（男）

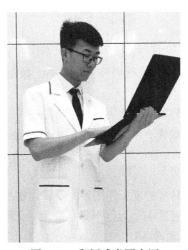
图 5-41　翻阅或书写病历

（二）不同场合的持文件夹

文件夹不用时放于固定病历车或文件柜内，使用时，需持文件夹行走或翻阅、书写。整个过程中要保护好医疗文件。

书写或阅读时的持文件夹方法：一手持文件夹顶端，将夹放于前臂上，手臂稍外展，持夹上臂靠近躯干，另一手可翻阅或书写（图5-41）。

（三）训练方法

1. 站立　左手持文件夹上1/3或中部，正面向内，放于侧胸或侧腰，右手自然下垂或扶托。

2. 行走　肩部自然放松，上臂贴近躯干，文件夹正面向内，右手自然摆臂。

3. 书写或阅读　左手上臂和前臂呈90°，将文件夹平稳托于前臂和左手上，右手协助轻扶文件夹或打开记录。

（四）禁忌要点

持文件夹的禁忌同站姿、行姿禁忌要点，同时要注意：①禁忌做与工作无关的事情；②禁忌随意持文件夹行走或乱放文件夹。

二、持治疗盘

考点：持治疗盘基本要领

治疗盘是护理工作中盛放物品的常用设备，护士在进行护理操作时会经常使用治疗盘，因此端治疗盘也是护理工作中常见的姿势，要求做到节力、平稳，姿势优美。

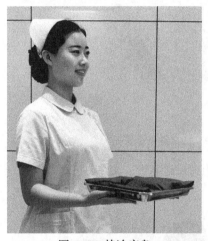

图5-42　持治疗盘

（一）基本要领

在站姿或行姿的基础上，双手托盘底两侧边缘的中部，四指在下自然分开，拇指在侧，上臂贴近躯干，小臂与上臂呈90°，盘缘距躯干5～10cm，盘缘不可触及护士服，取放、行进平稳。行走时保持治疗盘平稳（图5-42）。

（二）不同场合的持治疗盘

1. 走廊　在较窄的走廊与他人相遇时，应侧身礼让对方；若对方已先做此行为，应点头致谢，快速通过。

2. 进出病室　持治疗盘进门时，可请他人帮忙开门；周围无人时，可用肩部或肘部将门轻轻推开，避免用脚踢门。

（三）训练方法

1. 站立　上臂贴近躯干，小臂与上臂呈90°，双手托盘底两侧边缘的中部，四指在下自然分开，拇指在侧。

2. 行走　整体同行姿要求，重心、盘面平稳。

（四）禁忌要点

持治疗盘的禁忌同站姿、行姿禁忌要点，同时要注意：①治疗盘不可倾斜；双手拇指不能触及盘的内面；盘缘不可触及护士服。②端起或放下治疗盘时动作应轻稳，禁忌声响过大。

三、推治疗车

考点：推治疗车基本要领

治疗车是日常护理工作中盛放及转运物品的必要设备，护士推治疗车是在行姿的基础上进行的，应保持车速适中，运行平稳、安全、无噪声。

（一）基本要领

护士位于车后，两手置扶手处，身体距治疗车约30cm，推车行走时，上身略向前倾，将重心集中于前臂，两臂用力均匀，保持上身平直，把稳方向，速度均匀（图 5-43）。

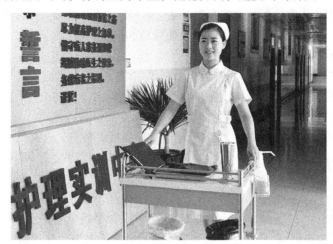

图 5-43　推治疗车

（二）不同场合的推治疗车

1. 走廊　推车在较窄的走廊与他人相遇时，应先将车推在一侧，请对方先行。若对方已先做此行为，应点头致谢，快速通过。

2. 进出病室　推车进门时，需先将门打开，然后推车进门。避免用车撞门。入室后应先关门，再推车。

（三）训练方法

同行姿要求，上身前倾，身体距治疗车约 30cm，将重心集中于前臂，两臂均匀用力，保持上身平直，把稳方向，速度均匀。

（四）禁忌要点

1. 同行姿禁忌　禁忌重心不稳、方向不定、身体前倾或耸肩、身体离车子太近或太远。

2. 禁忌用车撞门　可用手轻轻推开门后再推治疗车，入室后应先关上门再推治疗车至患者床旁。

3. 禁忌声响过大　推车噪声过大，会影响患者休息治疗。

4. 禁忌车速过快　推车车速过快，物品容易跌落。

5. 禁忌单手推车　禁忌将治疗车放于身后，或用手拖行、单手拉车或推车等。

考点：行礼的方式及基本要领

四、行礼仪态

一个人一旦生病来到医院，面对医院陌生的环境、疾病所带来的压力，都会产生孤独、自卑、恐惧的心理，很自然地就加重了他们对医护人员的依赖，期待每一个医护人员都能给予他们理解与同情、关心与爱护。这时候的他们，对医护人员的面部表情、一言一行都变得特别敏感。因此，医护人员要了解患者的这些心理活动，热情主动地接待每一位患者。首先，见到患者，应该主动起身、微笑着迎接患者，行礼致意，以示自己对于对方的尊重。行礼是向他人表达问候、尊重、敬意的一种礼仪形式，是在人际交往中使用频率较高的一种礼节，它没有十分严格的模式，但在人际交往中的作用不容忽视。礼貌的致意，给人一种友好、和善的感觉，并表达出自己的交往意愿，同时也体现一个人的修养和素质。相反，则会被认为是傲慢、无礼、没有教养。因地域文化、风俗习惯、宗教信仰等原因，不同地域形成不同的行礼致意方式，常见的行礼方式有握手礼、鞠躬礼、点头礼、挥手礼、举手礼、击掌礼、拱手礼、叩头礼、注目礼、合十礼、吻手礼、拥抱礼、脱帽礼等,护士在工作中常用行礼方式有握手礼、鞠躬礼、点头礼等。在行非语言致意礼时,最好同时伴以"您好"等简洁的问候语,这样会使致意礼显得生动、更具活力。

（一）行礼的一般原则

1. 行礼的顺序　通常情况下,行礼应按下列规则进行:年轻者应先向年长者行礼;职位低者应先向职位高者行礼;未婚者先向已婚者(年迈德高者除外)行礼;男士应先向女士行礼。年龄、资历相当者可不分先后顺序相互行礼。

2. 行礼的场合　在不方便的场所或紧急场所,如厕所、浴室、火灾现场等,可免于行礼。

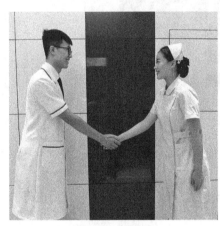

图 5-44　握手礼

3. 其他　行礼时仪容端庄,不可嚼口香糖或口含香烟等。

（二）行礼的方式

1. 握手礼　握手是全世界公认的在相见、辞行、恭贺、道谢时相互表示友谊、礼貌的一种礼节。一般在相互介绍之后,先打招呼或点头微笑,然后相互握手、寒暄致意。

（1）握手基本要领:行至与握手对象相距约 1m 处,目视对方,微笑致意或问好,上身略向前倾,伸出右手,四指并拢、拇指张开、掌心微凹与对方相握。上下稍晃动三四次,同时可伴有"您好,非常高兴认识您"、"好久不见"等语言,随后松开手,恢复原状(图 5-44)。

1）单手相握:以右手与人相握,是最常用的握手方式。手掌垂直于地面,表示自己不卑不亢,称为"平等式握手"。

2）双手相握:双手相握,即用右手握住对方右手后,再以左手握住对方右手的手背。

知识链接　　　　　　　　　　握手礼起源

握手礼的起源有一种说法是其起源于远古时代,那时人们主要以打猎为生,手中常持有棍棒或石块作为防卫武器,当人们相遇并且希望表达友好之意时,必须先放下手中的武器,然后相互触碰对方的手心,用这个动作说明:"我手中没有武器,我愿意向你表示友好,与你成为朋友。"随着时间的推移,这种表示友好的方式被沿袭下来,成为今天的握手礼,并被世界上大多数国家所接受。

（2）不同场合的握手礼仪

1）握手的时机:在办公室、家中及其他社交活动中,迎接或送别来访者时,应与对方握手,以示欢迎与欢送;应邀参与者应与主人握手以示谢意;当自己被介绍给不相识者时应握手以示自己乐于结识对方;遇到同事、朋友、邻居、长辈或上司时应握手以示高兴与问候;较长时间未曾谋面的熟人应握手以示久别重逢的欣喜;别人给予了自己一定的支持、鼓励或帮助时应握手以示感谢;赠送礼品或颁发奖品时应握手以示郑重其事;得悉他人失业、降职、遭受其他挫折或有家人过世时,应与之握手,以示慰问。

2）握手的次序:根据礼仪规范中"尊者决定"这一原则,一般是年长者、身份高者、女士先伸手。①长辈与晚辈,长辈先伸手;②上司与下级,上司先伸手;③女士与男士相见,女士先伸手;④主人与客人相见,主人先伸手,表示欢迎;客人与主人告别,客人先伸手,表示感谢和再见;⑤一人与多人握手时,则先长辈后晚辈、先上级后下级、先女士后男士。

在公务场合，握手时伸手的先后次序主要取决于职位、身份。而在社交、休闲场合，则主要取决于年龄、性别、婚否。

3）握手的方式：一般为单手相握。双手相握适用于亲朋故交之间，用以表达自己的深厚情谊。一般而言，此种握手方式不适用于初识者与异性，因为它有可能被理解为讨好或失态。这一方式，有时亦称"手套式握手"。双手相握时，左手除握住对方右手手背外，还有人以之握住对方右手的手腕、手臂，按住或拥住对方右肩，这些做法除非是面对至交，否则最好不要滥用。

4）握手的场合：办公室、家中及其他一切作为东道主的社交场合，迎接或送别访者，应邀参加活动等。对他人表示理解、支持、肯定时，应与之握手，以示真心实意；得悉他人患病、失恋、失业、降职、遭受其他挫折或家人过世时，应与之握手，以示慰问。不必握手场合：①对方手部负伤，或手上负重；②对方正忙于他事，如打电话、用餐、主持会议、离己方太远或环境不合适等。

（3）训练方法

1）体位：应起身站立，或行至对方约 1m 处两脚靠拢。

2）神态：目视对方，神态专注，自然大方，热情友好，微笑致意或问好。

3）手位：上身微倾，伸出右手，四指并拢，拇指微张约呈 65°，掌心微凹，自然伸向受礼者。

4）力度：轻握对方伸出的右手，握手时为表示热情友好应适当用力，与亲朋故交握手时力量可以稍微大一些，上下晃动三四次。

5）时间：时间应控制在 3 秒之内。

6）语言：同时可伴有"您好，非常高兴认识您"、"好久不见"等语言，随后松开手，恢复原状。

（4）禁忌姿态

1）禁忌坐位与人握手，除非身体条件不允许或场所有限。

2）禁忌争先恐后与人握手，特别是不要形成"十"字形，同时要避免两人握手时与他人相握，形成交叉状，这种外形近似十字架。

3）忌用左手握手，如伸出左手与人握手是十分失礼的行为，即使是左撇子，也要注意握手时伸出右手。

4）禁忌戴手套与人握手，只有女士在社交场合戴着薄纱手套握手，才是被允许的。

5）禁忌仅仅只握住对方的手指尖，像是迫于无奈，这种握法是公认的失礼做法。

6）禁忌拒绝他人主动握手的要求，即使对方顺序有误，如果拒绝他人则成了自己的错误。

7）禁忌在握手时另外一只手插在衣袋里或拿着工具。

8）禁忌脏手与人相握，如果手心有汗或脏了，要和对方说一下"对不起，我的手不干净"，以免造成不必要的误会。

9）禁忌握手时面无表情、不置一词，或滥用热情、过分客套。

10）在与初次相识者及异性握手时，禁忌用力过猛，以免有示威挑衅之嫌。

11）握手的时间禁忌过长，尤其是握住初次见面者或异性的手长久不放，则显得有些虚情假意，甚至会被怀疑为"想占便宜"。

2. 鞠躬礼　鞠躬礼是人们用来表示对对方恭敬、答谢或致歉的一种常用方法。

（1）鞠躬基本要领：鞠躬施礼时应在标准站姿的基础上，目光注视受礼对象，男士双手应贴放于身体两侧裤线处，女士的双手则应搭握在腹前，以腰为轴，上身挺直，随轴心运动方向前倾，目光落在自己前方 1～2m 处，可以同时说"您好"、"谢谢大家"等，随即恢复原态（图 5-45）。

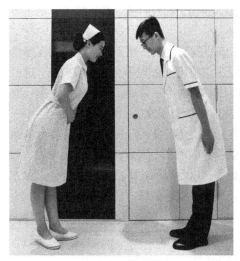

图 5-45　鞠躬礼

（2）不同场合的鞠躬礼

1）鞠躬礼适用的场合：向他人表示感谢、领奖或演讲之后、演员谢幕、晚辈对长辈、学生对教师、下级对上级、同事之间、同学之间、举行婚礼或参加追悼活动等都可行鞠躬礼。

2）鞠躬礼的角度：一般前倾 15°左右表示致意；前倾 30°左右表示谢意或歉意，可以同时说"您好"、"对不起"等；特殊情况，如悔过、谢罪或追悼会等，施以 90°的鞠躬礼。下弯的幅度越大，所表示的敬重程度就越深。

3）鞠躬的次数：可视具体情况而定，如追悼、结婚、拜师等都需要行三鞠躬。

4）受礼者一般应以同样姿势还礼，但如果受礼者是长者、领导，也可点头致意或握手答礼。

（3）训练方法

1）体态：女士在标准站姿的基础上，双手搭握于腹前；男士在标准站姿基础上，双手垂于两腿外侧的裤线处；面向受礼者。

2）行礼：以腰为轴，上身挺直，随轴心运动方向前倾 15°～30°。

3）目光：落在自己前方 1～2m 处。

4）语言：可以同时配合"您好"、"非常感谢"等礼貌用语。

5）恢复：行礼后随即恢复原态。

（4）禁忌姿态：①禁忌鞠躬时面无表情、不置一词，或滥用热情、过分客套；②禁忌鞠躬时腰、背不直；③禁忌鞠躬时抬头观看对方。

3. 点头礼　点头致意是在公共场合用微微点头表示问候的一种方式。

（1）点头礼基本要领：致意者根据环境可驻足或正常行走，面带微笑，目视被致意者眼睛。如果人员较多，应扫视全体人员后，微微点头，幅度不宜过大，速度不宜过快。行礼时，在沟通站姿的基础上，面向受礼者，将头部向下轻轻一点，面带微笑，可同时说"您好"（图 5-46）。

（2）点头致意的场合：①在一些公共场合遇到领导、长辈，一般不宜主动握手，而应采取点头致意的方式，这样既不失礼，又可以避免尴尬；②交往不深的两人见面，或者遇到陌生人又不想主动接触，可以通过点头致意的方式，表示友好和礼貌；③一些场合不宜握手、寒暄，可采用点头致意的方式，如与落座稍远的熟人等；④比较随意的场合，如在会前、会间的休息室、在上下班的班车上、在办公室的走廊上，不必握手和鞠躬，轻轻点头或欠身致意即可。

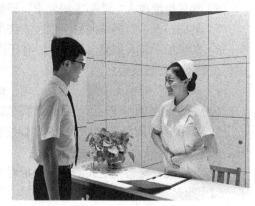

图 5-46　点头礼

（3）训练方法

1）体态：在沟通站姿基础上，面对受礼者。

2）目光：注视对方，微笑表情。

3）行礼：将头部向下轻轻一点。

4）语言：可以同时配合"您好"、"谢谢"等礼貌用语。

（4）禁忌姿态：①行点头礼时，一次为宜，禁忌反复点头不止；②禁忌行礼时望向他处；③禁忌行礼时面无表情。

4．挥手礼

（1）挥手礼基本要领：在站姿基础上，行礼时右臂向前上方伸直，手掌心向着对方，其他四指并齐，拇指微张，轻轻向左右摆动一两下。不要将手上下摆动，也不要在手部摆动时用手背朝向对方（图5-47）。

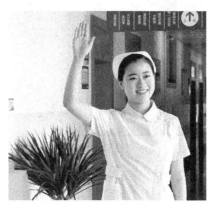

图 5-47　挥手礼

（2）挥手的场合：挥手礼的适用场合与点头礼大致相似，它最适合向距离较远的熟人打招呼。

（3）训练方法

1）体态：在站姿基础上，面向对方。

2）目光：注视对方，微笑表情。

3）行礼：右臂向前上方伸直，手掌心向着对方，四指并齐，拇指微张，轻轻向左右摆动一两下。

4）语言：可以同时配合"您好"等礼貌用语。

（4）禁忌姿态：禁忌双手摆动，或幅度过大；禁忌大声呼喊。

5．微笑致意　是应用范围最广的一种致意方式，在任何场合，只要给他人一个甜美的微笑，即可表达问候。目光注视对方，在对方目视自己的时候，微微一笑。

五、引 导 礼 仪

引导礼仪是指引导他人行进的礼仪。工作中引导他人到达目的地应有正确的引导方法和引导姿态，在引导时要做到心到、手到、眼到、话到，做到规范引导，适时提醒。

考点：引导礼仪的基本要领

（一）近距离提示

客人到达后，引导者给予客人就近提示，如登记或就座等。

1．基本要领　在站姿基础上，行点头礼后，将手抬至一定高度，四指并拢，拇指微张，掌心向上，以肘为轴，朝一定方向伸出手臂，伴语言。例如，"请签字"、"请坐"等（图5-48）。

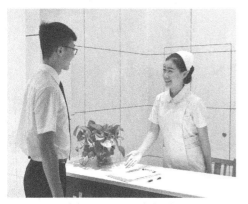

图 5-48　近距离提示

2．不同场合的近距离提示　①在为客人、患者及家属办理相关手续时，可指示相应的位置，请对方签字；②在引导客人、患者及家属入座时，可指示相应的座位请对方入座；③在引导客人、患者及家属放置物品时，可指示相应的位置，同时伴以语言"请放到这里"。

3．近距离提示的训练方法

1）体态：在沟通站姿基础上，面向对方。

2）目光：注视对方，微笑表情。

3）行礼：行点头礼后，配合指引手姿，朝近距离目标方向伸出手臂。

4）语言：可以同时配合"您好，请签字"、"您好，请就座"等礼貌用语。

5）复位：转头面向对方，得到反馈后，恢复标准站姿。

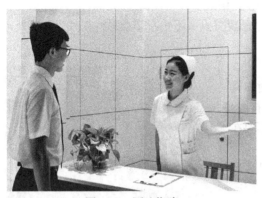

图 5-49　原地指路

（二）原地指路

在遇到他人问路时，需进行原地方向指引。

1. 基本要领　在站姿基础上，将手抬至一定高度，四指并拢，拇指微张，掌心向上，以肘为轴，朝一定方向伸出手臂，眼看中指的延长线，同时说"请往这边走"（图 5-49）。

2. 不同场合的原地指路　原地指路可以为固定位置的礼仪服务人员的指引，也可以发生在日常生活中的问路，需礼貌为他人引导。

3. 原地指路的训练方法

1）体态：在沟通站姿基础上，面向问路者。

2）目光：注视对方，微笑表情。

3）行礼：面向受礼者行点头礼后，配合指引手姿，朝目标方向伸出手臂，使手臂的延长线指向对方需要前进的方向，眼看该方向。

4）语言：可以同时配合"您好，请往这边走"、"您好，请您向右走"等礼貌用语。

5）复位：转头面向对方，得到反馈后，恢复标准站姿。

（三）伴随引导

行进过程中，为他人引导。

1. 基本要领　在行姿的基础上，引导者应走在被引导者左前方进行指引，并随机得体地交谈，遇到灯光暗淡、拐弯之处，应及时提醒，如"请左拐"。指引手势应明确地告诉患者正确的方向，在进行交谈时头部、上身应转向对方（图 5-50）。

2. 其他场合的伴随引导

（1）楼梯引导：引导他人上下楼梯时，引导者应在前面，被引导者在后面，引导者应配合被引导者的步伐，以保证其安全（图 5-51）。

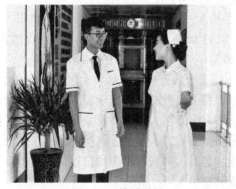

图 5-50　伴随引导

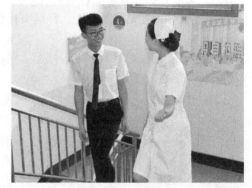

图 5-51　楼梯引导

（2）电梯引导：乘坐升降式电梯时，为确保被引导者的安全，引导者应先到电梯门口，控制电梯开关。出入有人控制的电梯的顺序：引导者后进后出，请客人先进先出；出入无人控制电梯的顺序：引导者先进后出，请客人后进先出。乘扶手式自动电梯时，尽量靠近右侧扶手，上电梯时，引导者居后；下电梯时，引导者在前。

（3）进门引导：轻轻敲门，待对方允许后方可进入，引导者先行一步，先向室内人员点头致意，站在门旁，待客人进入，介绍完毕后，向后轻轻退一两步，再转身走出房间，保持较好的行姿，出门后与室内人员道别后再轻轻地把门带上（图 5-52）。

3．伴随引导的训练方法

（1）向对方行点头礼，说"您好，我带您去 B 超室好吗？"

（2）在行姿的基础上，引导者应走在被引导者左前方进行指引。

（3）到达左侧拐弯时，左手向左指引，同时提醒说"请左拐"。

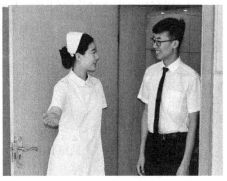

图 5-52　进门引导

（4）到达楼梯时，左手向上指引，同时提醒说"请往楼上走"。

（5）到达台阶时，左手向下指引，同时提醒说"请小心脚下"。

（6）进门后，站在门旁，引导他人进入后，向后轻轻退一两步，再转身走出房间。

六、其他行为礼仪

护士工作中还有一些行为，没有固定的姿势，但这些姿态的礼貌、规范、优雅可以体现护士优良的职业素质，给患者以安全感。

（一）开关门礼仪

1．基本要领

（1）开门礼仪：用弯曲的右手食指或中指，轻轻敲门，连敲三下，间隔 0.3～0.5 秒，待对方允许后方可进入，向室内人员点头致意，说"您好"，站在门旁，再轻轻地把门关上（图 5-53，图 5-54）。

（2）关门礼仪：打开门，走出房间，转身向室内人员点头致意或挥手，说"再见"，再轻轻地把门关上（图 5-55）。

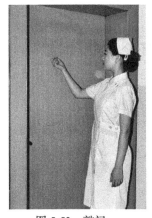

图 5-53　敲门

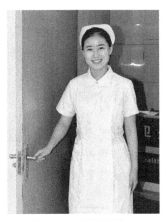

图 5-54　开门行礼

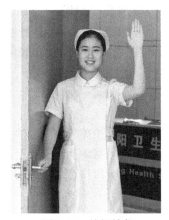

图 5-55　关门礼仪

2．不同场合的开关门礼仪　门是进出房间的入口，也是对个人隐私的保护，因此在进入他人房间时需敲门进入。

（1）敲门：连敲三下，若无反应，隔一小会儿，再敲几下。

（2）拜访：若是拜访住单元楼房的人家，在敲门的同时，呼喊一下被访者的名字更好。

（3）无反应：当敲过几次门而没人来开时，应想到被访者家中可能无人，就不要再继续敲了。

（4）敲错门：如果遇到敲错门，应马上礼貌地向对方道歉，说"对不起"，切忌一声不吭，毫无表示地扭头就走。

（5）进出房间：进出他人办公室或面试场所，门虽然开着，也应轻轻敲门或喊"报告"，获取对方同意后方可进入。

3．训练方法

（1）开门礼仪

两人一组，甲做门，掐腰做门把；乙敲门，"咚咚咚"。

甲："请进"。

乙：推门进入两步，面向室内人员，点头致意，说"您好"，站在门旁，再轻轻地把门关上。

（2）关门礼仪

乙：面向门，拉开门把，出门并转身，向室内人员点头致意，说"再见"，再轻轻地把门关上。

4．禁忌行为　①禁忌用手背、手掌或多个手指用力拍打；②敲门禁忌连续、重力地敲个没完；③敲门的节奏禁忌太快或太慢，太快会让人感觉心烦，太慢会给人散漫、不自信的感觉；④敲门的力度大小应适中，禁忌太强或太弱。力度太大会让对方受到惊吓，给人以粗鲁没有教养的感觉，让别人反感；力度太小别人听不见，让人感觉你胆子太小、紧张过度；⑤关门时，禁忌声响过大，或背对他人关门。

（二）操作中行为礼仪

在护理操作中，动作是连续的，同时多种行为会与患者接触。例如，给患者翻身侧卧、口腔护理的牙齿擦洗、静脉输液中的扎止血带选血管、穿刺进针等，都需要与患者有直接或间接的接触，在接触患者时应有语言提示，动作轻柔，避免损伤，注意安全，避免增加患者痛苦。

在操作中，禁忌没有语言提示直接动手操作，给患者以恐惧和无礼感；禁忌动作粗暴，损伤患者；禁忌粗心大意或无安全防护，给患者以不安全感。

案例 5-2 分析

护理服务应动作轻柔，避免损伤，注意安全，遵守不伤害原则，避免增加患者痛苦。当手臂扎上止血带时，轻轻拍打，都会感到胀痛；护士小张的动作加大了患者的痛苦，因此遭到患者拒绝。在遇到此类情况时，护士可以让患者甩甩手，使血管充盈，再扎止血带。

小　结

在医疗护理实践中，护士行为作为一种无声的语言，传递一定的信息，直接反映出人的内在素养，也影响他人对自己的印象和评价。良好的行为举止，是可以通过长期训练而形成的，因此，学生应认真学习护士工作中的行为礼仪要求和规范，为今后的学习、工作、就业奠定坚实的基础。

护考链接

值班护士在听到呼叫器传来呼救："××床的患者突然昏迷了"。此时护士去病室的行姿应为（　　　）

A. 慢步走　　　B. 快步走　　　C. 跑步　　　D. 小跑步　　　E. 快速跑步

分析：护士在抢救患者、处理急诊、应答患者呼唤时，为节省时间而表现出短暂的快步，称为快行步，故本题选 B。在病室里不能奔跑，以免发生危险或引起患者及家属恐慌。

自 测 题

一、选择题

A_1 型题

1. 下列关于基本站姿说法正确的是（ ）

A. 双手垂握于下腹部

B. 双手相握于中腹部

C. 一臂垂于体侧，一手置于腹侧

D. 双臂交叉于胸前

E. 双手自然下垂，贴放于身体两侧

2. 站姿的基本要领不包括下列哪项（ ）

A. 抬头、挺胸、收腹

B. 目光平视前方

C. 肩平自然舒展

D. 两腿直立，脚跟分开

E. 立腰收臀

3. 护士走路时，应步履轻盈，自然前后摆臂，向前摆臂约（ ）

A. 45°   B. 35°

C. 20°   D. 10°

E. 25°

4. 关于坐姿中，腿部不雅的动作是（ ）

A. 勾脚尖   B. 双腿内收

C. 双脚靠拢   D. 不乱抖动

E. 小腿垂直于地面

5. 在正式场合中，入座要遵守的原则为（ ）

A. 右进左出   B. 左进左出

C. 右进右出   D. 左进右出

E. 正面进出

6. 蹲姿是护士常用姿势之一，下面哪种情况下不应采取蹲姿（ ）

A. 在换衣间系鞋带

B. 整理衣柜下面储物柜

C. 面对患者时下蹲拾取物品

D. 为患者整理床头柜

E. 协助患者穿鞋

7. 在常见手势语中，最普遍的表示友好礼节的手势是（ ）

A. 握手   B. 挥手

C. "V" 字形手势 D. "OK" 手势

E. 竖大拇指

8. 在引领外宾时，对于手势的描述不正确的是（ ）

A. 右手或左手抬至一定高度

B. 五指并拢   C. 掌心向上

D. 以腕为轴   E. 指向目标

9. 坐姿端庄，不仅给人以文雅、稳重、冷静的感觉，而且是自我气质的良好体现，因此不应该（ ）

A. 双脚并齐

B. 双膝靠拢

C. 双手放于两侧扶手上

D. 臀部占满座位，避免摔跤

E. 后背伸直

10. 下列关于进出病室说法正确的是（ ）

A. 手持物品时可不敲门

B. 敲门声音一定要大

C. 敲门后立即推门进入

D. 转身关门

E. 进门后，先向患者问好

A_2 型题

11. 护士小王身高 174cm，以前和同伴在一起时总是弯腰驼背以免高于他人，走路时，双脚呈内 "八" 字，工作后在病区内经常受到旁人在背后指指点点，认为她有失护士举止礼仪，为此，小王开始在下班后对自己的身姿进行训练。在基本站姿训练中的靠墙法中，她的哪些部位应当和墙壁紧密接触（ ）

A. 后脑、肩和小腿

B. 后脑、肩、臀、小腿和足跟

C. 后脑、臀和足跟

D. 臀、小腿和足跟

E. 后脑、臀、小腿

12. 护士小张推治疗车时，其重心应落在

（　　）

A. 下肢　　　　　B. 前臂

C. 脚　　　　　　D. 手

E. 上身

13. 患者李某因上呼吸道感染需要输液，护士小张在端治疗盘时，不正确的是（　　）

A. 取放平稳

B. 手不可接触治疗盘内无菌物品

C. 治疗盘紧贴身体

D. 肘关节呈90°

E. 身体站直，挺胸收腹

14. 护士小王，在静脉穿刺过程中，不慎将止血带掉在地上，在蹲下过程中不妥的是（　　）

A. 注意遮掩自己身体

B. 下蹲时与他人侧身相向

C. 不离人过近时下蹲

D. 将臀部抬高，上身弯曲拾取物品

E. 俯下身体，重心向下，身体略前倾

15. 张护士长被邀请参加护士表彰大会，在入座时应遵守的原则是（　　）

A. 右进右出　　　B. 左进右出

C. 右进左出　　　D. 左进左出

E. 随意就座

16. 张芳荣获本院优秀护士称号，为表示祝贺护理部主任在颁奖时与她亲切握手，以表示祝贺。在与人握手时下列哪种做法是正确的（　　）

A. 握手时间越长越好

B. 目光看哪里都行，只要表现热情就好

C. 目光转向他人，以表示对他人尊重

D. 目光注视对方，以表示对对方尊重

E. 用力握住对方手，以表示尊重

17. 患者王某与护士小张在走廊相遇时，最恰当的行礼方式是（　　）

A. 握手礼　　　　B. 鞠躬礼

C. 挥手礼　　　　D. 合十礼

E. 点头礼

18. 护士小张在引导患者入病室时，不正确的做法是（　　）

A. 在引导时要做到心到、手到、眼到、话到

B. 做到规范引导，适时提醒

C. 四指并拢，拇指微张，掌心向上，以肘为轴，朝一定方向伸出手臂

D. 伴语言，如"您的房间在这边，请您跟我走"

E. 目视前方，直走

19. 护士小张在端治疗盘时，正确的是（　　）

A. 手可接触治疗盘内

B. 五指分开

C. 五指并拢

D. 肘关节越直越好

E. 治疗盘紧贴身体

20. 下列关于引导患者，正确的是（　　）

A. 必须走在患者左前方

B. 进出电梯在后方

C. 下楼时在下方

D. 下楼时在上方

E. 进出电梯在前方

二、实践题

按班级人数平均分组，分别训练门诊、急诊、病区、手术室等各岗位不同的行为礼仪，排练礼仪操，请教师、同学、小组评价，选出最佳同学（评价标准见附录一）。

（邢世波　闫　宁）

第6章 护士日常交往礼仪

日常交往礼仪是人们在日常社会交往活动中应当遵守的行为礼仪规范。护士在护理工作中不可避免地要与患者、患者家属、医生及其他人员进行交往，掌握日常交往礼仪知识，有助于在工作中塑造良好的护士形象、建立融洽的人际关系。

第1节 见面礼仪

见面又称为会面，见面礼仪是建立良好人际关系的开端。在护士日常生活和工作交往中，见面礼仪主要包括以下几个方面。

一、称谓礼仪

考点：称谓的原则

> **案例6-1**
>
> 护士小张，要为20床患者李某输液，推车到达病室门口时，患者李某正要出门。小张随口就说"打针了"，接着就推车进了病室，而转过身时却发现李某已经走了。
>
> **问题：** 护士小张的问题出在哪里？

称谓，也叫称呼，是指人们在日常交往中彼此之间所采用的称呼语。

（一）称谓的作用

1. 表示尊重 称谓是双方交往的语言开端，得体的称谓所表现出的尊敬、亲切，能很好地传达情感，缩短心理距离，增进双方感情。

2. 明确人际距离 在不同的情况下，使用不同的称谓，意味着交往双方人际距离的不同。

（二）称谓的原则

1. 礼貌原则 礼貌地称呼对方是称谓的基本原则之一，它表达了对他人的尊重，同时表现出自身文明、守礼的社会交往素养。

2. 尊敬原则 中国自古就有"长幼有序"、"敬老爱幼"的优良传统，称呼对方时，应尊崇从大、从老的原则。在交流中必须从尊重对方的角度进行交谈。例如，根据年龄，可称对方"爷爷"、"奶奶"、"叔叔"、"阿姨"、"姐姐"等；在人多的场合，打招呼的次序为先长后幼、先高后低、先女后男。

3. 适当原则 根据交往对象、场合、双方关系、文化传统及风俗习惯，选择适当的称谓。一方面在正式场合采用较为规范的称谓，如××先生、××女士；另一方面又要入乡随俗，如现代网络语言"美女"、"亲"等，年轻人在非正式场合使用这种称谓，可促进双方感情，但这种称谓不能用于正式场合及与年长者的交往中。有多重关系者在正式场合应选择公众称谓，如"经理"、"主任"，私下场合可选择显示亲密关系的称谓，如"叔叔"、"阿姨"等。

（三）国内常用的称谓方式

1. 通称 国际上成年男子，通常称为先生；已婚女子称为夫人或女士；未婚女子称为女士或小姐。在我国，不论男女，对成年人均可称"同志"；另外，在校学习的学生或服役官兵可互称"同学"、"战友"等。

2. 敬谦称 交往中为体现对他人的尊重和自己的修养，在称呼对方时，常用"您、尊、贵、令、兄"等词称呼对方，如"贵院""令尊"等，以表明说话人的谦恭和尊敬。在称自己和家人时，常用谦称。例如，称自己为"鄙人"；称自己的父母为"家父"、"家母"或"家慈"；称子女时，常冠以"舍"、"犬"、"小"等，如"犬子"、"小女"等。

3. 职业称　为了表示对对方职业、劳动技能的尊重，通常可以在其姓氏后加职业名称称呼对方，如"王医生"、"张护士"、"刘老师"等。

4. 职务称　对有明确职务者，常以他的职务作称谓，以表示对他的尊重，如"刘经理"、"张局长"、"李主任"等。

5. 姓氏称　用对方的姓氏称呼对方。对与自己比较熟悉或交往多年的同龄人，常在其姓前加"老"字称之，如"老张"；对比自己年轻、身份低的人，则在其姓前加"小"字称之，如"小张"；对年长且德高望重者，可在其姓后加"老"字称之，如"王老"。

6. 亲属称　在与非亲属交往中，有时以自己亲属称谓称对方，以拉近人际关系。例如，"李奶奶"、"王哥"等，能给人以亲切、热情之感，尤其是在非正式场合的民间交往中，能使人倍感亲切。对自己的亲属则不应该冠以姓氏，否则会起到相反的作用。

（四）称谓的禁忌

在日常人际交往中，有些称谓在特定场合使用是亲切的、自然的，而在其他一些场合则被认为是无礼的或令人不快的，所以应当有所避讳。

1. 错误的称谓　①误读，表现为念错对方的姓氏或者姓名，如"解（jiě）"作姓时应读作"解（xiè）"、"单（dān）"作姓时读作"单（shàn）"等；②误会，主要指误会对方的身份，如将未婚女子称为"夫人"等。

2. 不通行的称谓　有些称谓，具有一定的区域性。例如，山东人喜欢称呼"朋友、哥们"为"伙计"，但南方人将"伙计"理解为"打工仔"。

3. 无称谓　不称谓对方，直接开始对话，如"拿你笔用一下"。

4. 失礼称谓　①随意的称谓，如"哥们儿"等一类的称呼，正式场合会显得失礼；②乳名，正式场合降低人的身份；③绰号、昵称或蔑称，如"土包子"等，极易伤害交往的对象，并显现出自身的低俗，缺乏教养；④床号、疾病，如"21床"，非常不礼貌。

（五）护士临床工作中应用的称谓

1. 医务人员之间的称谓　医务人员之间相互称谓时，可称"医生"、"大夫"、"护士"，有职务、职称者可称"主任"、"护士长"等，也可以根据不同的交往对象和场景，灵活使用职业称、职务称、姓氏称或亲属称。

2. 护士对患者的称谓　在护理实践工作中，护士对患者的称谓，应遵循以下几点：①可以根据患者身份、职业、年龄等具体情况因人而异，力求准确、恰当；②避免直呼其名，尤其是初次见面显得不礼貌；③不可用床号取代称谓；④与患者谈及其配偶或家属时，适当用敬称，以示尊重。

（六）称谓礼仪的训练

1. 称谓的方式

1）通称：张先生、李小姐、王女士。

2）敬谦称：您好。

3）职业称：张医生、李护士、王老师。

4）职务称：王处长、李书记、张经理。

5）姓氏称：老张、小王、王老。

6）亲属称：王大爷、李奶奶、陈阿姨。

2. 学生 2～4 人一组，练习称谓方法。

1 病室：1 床，刘芳，女，30 岁，小学教师；2 床，李娜，女，52 岁，副局长；3 床，苗芸，56 岁，退休工人。

2 病室：4 床，刘刚，男，17 岁，高中学生；5 床，赵英，男，45 岁，车间主任；7 床，李强，男，60 岁，大学教授。

案例 6-1 分析

与他人沟通时，首先应面对对方，给对方一个合理的称谓，然后交流，并取得反馈。案例中，护士忽视了对患者的称谓，忽视了交谈对象，同时没注意与对方的交流。

考点：他人介绍的顺序

二、介 绍 礼 仪

案例 6-2

护士小李陪同护理部王主任去机场接一名护理界知名专家来医院进行讲座。在研究生学习期间，小李曾经听过这位专家的讲座，并有过短暂的交流。见到专家后，她兴奋地跑到专家面前，大声说："王教授，您还记得我吗？"受邀请的专家愣了一下，随后微微点头，随后小李向王主任介绍道："王主任，这位就是王教授，我们邀请的专家！""王教授，这是我院护理部王主任。"

问题：小李的介绍有哪些不妥之处？

介绍，是社交场合中人与人相互认识、增进友谊、建立联系的最基本、最常用的方式。

（一）介绍的作用

一般情况下，介绍的作用在于：①让对方了解自己的姓名、职业等基本信息；②拉近人与人之间的距离；③使陌生人相处得更加轻松愉快；④扩大交际圈，广交朋友；⑤有助于进行必要的自我展示和宣传。

（二）介绍的原则

1. 时间原则　介绍要在恰当的时间进行，自我介绍最好选择在对方有兴趣、有时间、干扰少的情况下进行；他人介绍在征询他人同意后方可进行；出示名片应把握恰当的时机，选择在交谈开始前、交谈融洽时、握手告别时进行。

2. 顺序原则　在介绍过程中，应本着"尊者有优先知情权"的原则，介绍顺序为：①向年长者介绍年轻者；②向身份高者介绍身份低者；③向女士介绍男士；④向主人介绍客人；⑤将晚到者介绍给先到者；⑥将未婚者介绍给已婚者；⑦将个人介绍给集体或将集体介绍个人；⑧由近及远、顺时针顺序；⑨当介绍双方性别相同、年纪相仿、职务相当时，可不分先后自由介绍。

在护理实践中，需要根据需求、目的、对象、特定的场景和彼此熟识的程度选择合适的介绍方式，做到思路清晰、繁简得当、沟通有效、利于工作。

3. 姿势原则　介绍时介绍者应采用指引手姿（图 6-1）。被介绍者的姿势：在介绍过程中除女士和年长者外，一般被介绍者都应点头示意或起身站立，面带微笑，目视介绍者或对方，表示尊重。介绍后，身份高的一方或年长者，应主动与对方握手，问候对方，表示非常高兴认识对方。

4. 简洁原则　介绍的语言要简洁，介绍双方彼此认识即可。但在较正式场合要将双方的姓名、职务、职称、单位等作较详细介绍，以便双方采取合适称谓。

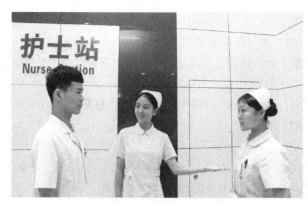

图 6-1   介绍他人正确姿势

（三）介绍方式

1. 自我介绍   可分为主动型和被动型，主动型指在无人引荐的情况下自己主动介绍自己，被动型指自己应他人要求介绍自己。

（1）自我介绍的方式

1）应酬式：适用于一般性的社交场合，内容较为简洁，通常只包括姓名一项即可。例如："您好，我叫××。"

2）工作式：适用于工作场合，一般包括本人姓名、工作单位及其部门、职务或从事的具体工作。例如："您好，我叫××，是××医院心内科的护士长，以后请多多指教。"

3）交流式：适用于社交活动中，希望与交往对象进一步交流与沟通。包括介绍者的姓名、工作、籍贯、学历、兴趣及与交往对象的社会关系。例如："您好，我叫××，在××医院工作，我是××大学 2016 届的毕业生，听说我们是校友，以后还请您多关照。"

4）礼仪式：适用于正式而隆重的场合，如讲座、演讲、庆典仪式等一些正规而隆重的场合。

5）问答式：适用于应试、面试和公务交往。问答式的自我介绍，应该是有问必答，问什么就答什么。

（2）注意事项：①态度要自然、亲切，举止端庄、优雅；②内容要真实准确；③时间恰当，以半分钟左右为佳，最好不超过 1 分钟，在特殊情况下，如面试时自我介绍时间可稍长，但也不要超过 3 分钟；④如有介绍人在场，应由介绍人引见，再作自我介绍。

患者住院到病房时，接班护士应该主动介绍自己。①工作式的自我介绍，目的是便于患者初步了解医护人员，让他们感到在陌生的环境并不觉得生疏；②接待病情较重、行动不方便、年老体弱的患者，不可见到患者就作自我介绍，可以先简单打招呼，如"您好"，然后搀扶患者坐稳、坐好后再介绍，这样便于患者倾听，也体现出医护人员对他们的爱护和关心。

（3）自我介绍礼仪训练：请同学两人一组，相互练习以下自我介绍。

1）情境设计模板：工作式自我介绍，如"张阿姨，您好，我是您的责任护士××，您有什么需要可以随时找我。"

2）请自行设计：应酬式、交流式、礼仪式、问答式，模拟面试场景，见附录二。

2. 他人介绍   是经第三方为彼此不相识的双方引见、介绍的一种介绍方式。

（1）他人介绍的方式

1）标准式：适用于正式场合。介绍内容以双方的姓名、单位、职务为主。例如，"我给两位介绍一下，这位是××医院护理部的李主任，这位是××医院的王院长。"

2）礼仪式：适用于正式场合，是一种比较正规的介绍方式。介绍内容同标准式介绍内容，但语气、称谓、表达上更为礼貌、谦恭。

3）强调式：适用于各种社交场合。其内容除被介绍者的姓名外，往往还会刻意强调被介绍者与介绍人的特殊关系，以便引起对方的重视。例如，"郝护士，这位是李娜，是我的侄女，在您科室住院，请您多多关照。"

4）简介式：适用于一般的社交场合。内容只有双方姓名，甚至只提及双方姓氏，然后由双方自行介绍或交流。例如，"我来介绍一下，这位是老张，这位是小高，你们认识一下。"

5）推荐式：适用于比较正规的场合。介绍者根据目的，有意将一方举荐给另一方。例如，"高院长，这位是××医院的张护士长，对脑出血患者的护理很有研究，在业内享有较高的声誉。"

6）引见式：适用于普通的社交场合。作这种介绍时，介绍者所要做的，只是将被介绍者引导到一起，而不需要表达任何具有实质性的内容。例如，"两位认识一下，大家是同行。"

（2）注意事项：①要先征得双方同意；②介绍过后，介绍者不宜抽身便走，介绍之后，应稍停片刻，引导双方交谈，待他们能够顺利交谈后，才能离去。

（3）他人介绍礼仪训练：请同学三人一组，相互进行以下他人介绍训练。

1）情境设计模板："王阿姨您好，这位是您的责任护士李红；李红，这位是刚入院的王阿姨。"

2）请自行设计：标准式、礼仪式、强调式、简介式、推荐式、引见式。

3. 集体介绍　是他人介绍的一种特殊形式，被介绍者一方或双方都不止一个人，大体可分两种情况：一是为一人和多人作介绍；二是为多人和多人作介绍。集体介绍的顺序可参照他人介绍的顺序，也可酌情处理。

（1）集体介绍方式

1）多人与一人：①少数服从多数，当被介绍者一方为一人而另一方为多人时，应先介绍人数较少的一方。例如，"大家好，这位是李娜，刚刚入院，请大家多多关照。"②强调地位、身份，当被介绍双方地位、差别较大，一方有特殊的身份、地位，虽人数较少或仅一人，也应将其放在尊贵的位置。例如，"王院长您好，这些是我的学生，今天到您这里来面试，请您多多关照。"

2）单方介绍：在演讲、报告、比赛、会议、会见时，往往只需要将主角介绍给广大参加者。

3）多方介绍：若被介绍的不止两方，需要对被介绍的各方进行位次排列。排列的方法：以其负责人身份为准；以其单位规模为准；以单位名称的英文字母顺序为准；以抵达时间的先后顺序为准；以座次顺序为准；以距介绍者的远近为准。

（2）注意事项：集体介绍时，一定要先了解每个群体的身份，分清主次，或者说哪些人处于尊位，然后再进行介绍。

（3）集体介绍礼仪训练：请同学按照人数分组，相互进行以下集体介绍训练。

1）情境设计模板：多人与一人，"大家好，这是刚入院的小李，高中学生；小李，这位是张伯伯，这位是王老师。大家今后住在一个病室，相互多多关照。"

2）请自行设计：多人与一人的介绍、单方介绍、多方介绍。

4. 名片介绍　是一种经过设计，能表示自己身份、便于交往、联系和执行任务的卡片，是个人身份的介绍。名片内容为姓名、地址、邮政编码、电话号码、单位、职称、社会兼职等，根据身份内容不同。

（1）名片介绍方式

1）递交名片：递交名片时，应起身、双手递交，目光正视对方，上身略前倾，名片以正面出示并附"请多关照，请多指教"等寒暄语；如有外文，应将对方认识的一面呈与对方。

2）接受名片礼仪：接名片时，应起身微笑站立，目视对方，双手恭敬地接过并加以确认。同时可以说"非常高兴认识您"。接过名片后，认真阅读，最好能将其名片上的内容诵读一遍，然后放入名片夹。

3）索要名片礼仪：需要向对方索要名片时，可用相互交换名片的方式，也可用询问的方式。例如，"我们可以交换一下名片吗？""今后如何向您请教？""以后怎样与您联系？"等。

（2）注意事项：进行名片礼仪介绍时，应注意以下事项。①应起身站立；②不可一言不发；③不可接过名片即丢于桌上、放进口袋，或拿在手中把玩、折叠；④若需回赠名片时，应先收好对方名片后再递赠自己的名片，不要一来一往同时进行，有失礼仪；⑤不要强行索要他人名片；⑥当他人索取名片而自己又不能及时给予名片时，应委婉地表达。

（3）名片介绍礼仪训练：请同学两人一组，分别扮演角色，进行名片及握手礼仪训练。

同学甲、乙面对面站立。

同学甲：行点头礼时说"您好"，取出并看一下名片，双手拇指与食指分别捏住名片上端两角，送到对方胸前，名片的文字要正向对方，"我是张娜。"

同学乙：双手接名片后，先认真看名片上内容，"张娜您好，很高兴认识您"，并将名片收起。面向对方，伸出右手。

同学甲：伸出右手与之相握，说"请多多关照。"

同学乙（同学甲）：微笑点头，说"再见"，复位。

案例 6-2 分析

介绍有固定的尊卑顺序，不能喧宾夺主，案例中小李抢了护理部王主任的主位，同时过度的热情和以自我为中心，给专家带来了压力。

三、迎送礼仪

考点：迎送患者的礼仪

迎接和送别是外事接待工作的两个重要环节。护士在工作中要与各种各样的人接触，或代表单位参加一些社会活动。因此护士学习必要的迎送礼仪知识，可以提高社会交往能力。

（一）日常迎送礼仪

对应邀前来的访问者，不管是官方人士、专业代表团，还是民间团体、界内专家，在他们抵达或离别时，均应安排相应身份的人员前往迎送。

1. 接待原则　接待时应遵循平等原则、对等原则、惯例规则、主随客便的原则。

2. 迎送规格　是指接待规模大小、主要接待人员身份高低、经费开支。要按照相关规定落实接待规格，主要迎送人员通常要与来宾身份相当以示对对方的尊重。

3. 日程安排　即接送来宾的具体日期及时间安排。为顺利迎送来宾，迎接时，迎接人员必须提前了解来宾的抵达时间；及时告知其日程安排。送别时，送行人员应在来宾起程之前到达；如有欢送仪式，应在欢送仪式之前到达。

4. 接待人员　接待人员应具有接待经验、善于沟通、通晓来宾语言、习俗等。着装应符合礼仪要求，面部淡妆，服饰简洁大方，避免佩戴过分夸张和妨碍工作的饰物。

5. 交通工具　提前准备好来宾往来、停留期所用的交通工具。提供方便舒适、快速安全、服务质量好的交通工具。

6. 环境安排　主办方还应根据需求，安排好来宾的饮食住宿和接待环境，以简约舒适、安全为宜。

7. 送别礼仪　送别时，主人应陪同来宾行走一段路程，或者特意前往来宾启程之处，与之告别。

（二）护士迎送礼仪

医院护士每天要迎接和送别患者，而合乎礼仪规范的迎送是建立良好护患关系的润滑剂。

1. 门诊护士迎送礼仪　门诊是医院对外的窗口，门诊护士是医院的形象使者。当患者进入门诊大厅时，门诊护士应面带微笑、热情迎接。选择恰当的称谓，正确地指导方向，热情地提供服务。

2. 急诊科护士的迎送礼仪　急诊科的患者往往因病情急剧，常感到恐慌、焦虑、无助。因此，护士应快速地了解情况，冷静、沉着、果断、快速地配合医生进行相关的救护，做到急不失礼，忙不失仪。

3. 病房护士的迎送礼仪

（1）迎接患者：当患者进入病区时，护士应立即起身迎接，亲切问候，自我介绍，尽快安置，并介绍住院环境及负责人员。

（2）送别指导：当患者痊愈出院时，护士在给予相应指导后，应将患者送到科室门口或电梯口，并说"请慢走，多保重"之类的话语，挥手告别。

（三）迎送礼仪训练

1. 案例　患者王某，呼吸困难，来门诊就医，经导诊护士指引看病治疗。医生确诊后需住院治疗。病情好转后出院。

2. 训练　请同学分组，设计不同场景，分别扮演角色，训练不同情境的接待礼仪。

情境设计模板：

护士："您好！请问，您有什么需要帮助的吗？"

患者："呼吸内科在哪儿？"

护士："请跟我来，您从这里乘电梯到三楼，出电梯后向右拐就看到了。"

（送上电梯）

患者："谢谢。"

护士："不客气，您慢走。"

✎ 护考链接

护士在候诊室巡视时，发现一位患者呼吸困难、面色发绀。护士应（　　　）

A. 将患者转隔离门诊　　　B. 给患者测量生命体征　　　C. 安慰患者

D. 安排提前就诊　　　E. 详细询问病情

分析：护士应做好就诊患者的护理工作，并随时观察候诊患者的病情。如遇到高热、剧痛、呼吸困难、出血、休克等患者时，应立即安排提前就诊或送急诊室处理。故答案为 D。

四、位次礼仪

位次，即人们在人际交往过程中，彼此之间所处的具体位置的尊卑顺序。在正常情况下，位次的尊卑早已约定俗成，一般遵循年长者、职位高者、客人、女士居上位的原则。位次礼仪主要表现在座次和介绍、出场等的先后顺序等，具体的座位根据场所的不同有所差异。

护士在进行日常交往过程中，在一些特殊场合，需要按照位次礼仪安排具体位置。例如，依国际礼仪惯例，一般以右为上、为大、为尊，即主宾坐在主人右手边。具体安排座次时，可按如下约定俗成的规则：以右为上（遵循国际惯例），居中为上（中央高于两侧），面门为上（良好视野为上），以远为上（远离房门为上），前排为上（个别场合除外）。

第2节 通 信 礼 仪

现代通信技术日趋简捷、多样化，大大方便了人们之间的交往。在社会交往中，人们普遍使用电话交流工作和沟通情感。虽然可能没有面对面的交往，但同样能体现出人的素质与礼仪修养。

> **案例 6-3**
>
> 心内科病区值班护士小李正与医生交流，护士站电话铃响了。她不想中断自己的谈话，在铃响多次后才拿起电话。
> 小李："喂，谁啊？"（语气烦躁）
> 对方："我是急诊科张大夫，是心内科吗？你们怎么这么长时间没人接电话呀？"
> 小李："有事吗？我们忙着呢。"
> 对方："这边有个患者需要入住你们科室，一位女患者，35 岁……"
> 小李："知道了！"放下电话。
> **问题：** 1. 小李在接打电话的过程中有哪些不妥之处？
> 　　　　2. 假如你是当班护士，在接电话和打电话时应注意什么？

一、电话礼仪

考点：拨打和接听电话礼仪要求

电话被认为是现代最便利的通信工具，虽然电话联系不是面对面的交流，但一个人的"电话形象"仍可通过电话中的声音、语气、语调、内容体现出来，因此，在通话过程中通话双方应表现文明。

（一）拨打电话礼仪

1. 时间适宜　①选择恰当的通话时间，尽量不在对方休息时间拨打电话，如上午 7 点以前、晚上 10 点以后、用餐时间、休息时间、节假日等；②对方为海外人士时则要先考虑时差；③尽量遵守"3 分钟原则"，即打电话时，发话人应当自觉、有意识地将每次通话的时间限定在 3 分钟内，宁短勿长。

2. 文明礼貌　语言文明、声音文明、态度友好、行为文明。不能在公众场合大声呼叫，切忌叼着香烟、嚼着口香糖；嘴和话筒保持 3cm 左右的距离，等待的过程中不可玩电话、出异响，以免惊吓到对方（图 6-2）。

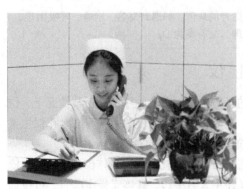

图 6-2　打电话

3. 自我介绍　通话后，应先做自我介绍，不要让对方猜。

4. 内容简练　发话人应提前整理电话内容，自觉控制通话时长，言简意赅，事情讲完，终止通话。如需记录，提前准备好纸笔。

5. 礼貌道别　通话后应礼貌道别，一般由尊者先挂电话，如领导、长辈先挂机；如果彼此都在等对方先挂，这时通话结束 3 秒后可以挂电话。

6. 注意事项　①若拨错电话，应对接听者表示歉意；②在通话过程中，如遇电话突然中断，应由拨打者回拨电话并解释原因。

（二）接听电话礼仪

1. 接听及时　尽量在铃响三声之内接听，遵循"铃响不过三"的原则。如果时间稍长，接听电话后，应首先道歉"对不起，让您久等了。"

2. 自报家门　在工作场合，接听电话时，应先问候，然后自报家门。对外接待应报出单位名称，若接内线电话应报出部门名称。

3. 礼貌热情　接电话时，要面带微笑，音调是上升的，即使对方看不见你，也要让对方在电话中感受到你的热情。

4. 给予反馈　通话当中，要及时给予对方反馈，以便通话继续进行。特别是"120"急救电话，应快速引导对方以获得对方的姓名、手机号码，患者的基本信息、发病原因和地理位置等。

5. 注意事项　①停止一切不必要的动作。②不宜接听电话时，应向对方说明原因，表示歉意，并另约时间；下次通话开始时，需再次致歉。③听不见对方的声音时，要礼貌表示，"您好，不好意思，我听不到您的声音"。④明确对方打错电话时，简短礼貌地说"对不起，您打错了"，然后挂断电话。⑤对于一些恶意骚扰或诈骗电话，切不可恶语相对，可简单处理后挂断，必要时报警。

（三）代接电话礼仪

若为代接电话时，①来电者要找的人在自己的附近时，可礼貌地说"请稍候"，然后用手掩住话筒，轻声招呼同事接听电话，切不可大喊大叫；②来电者要找的人不在时，应明确告知对方，由对方决定下一步的处理方式，必要时可做记录；③代接电话后要尽快设法转达电话内容，转达信息的时间、地点、人物、事件等应准确；④代接电话内容要保密，切勿随意扩散。

（四）电话礼仪训练

1. 学生2～4人一组，设计情境，模拟患者与护士、护士与护士、护士与医生等电话场景。

2. 情境设计模板：患者与护士。

"铃铃铃"

护士："您好，这里是外一科。"

患者："您好，请问赵医生在吗？"

护士："赵医生正在查房，请问有什么事情需要转告吗？"

患者："请问赵医生哪天出门诊，我想复查。"

护士："赵医生明天出门诊，您还有什么事情需要转达吗？"

患者："没有了，谢谢。"

护士："不客气，再见。"

患者："再见。"

案例 6-3 分析

护士小李在铃响多次后才接起电话，没有自报家门，态度生硬，缺乏热情，非常失礼，使对方反感。

护考链接

下列在接听电话时没有遵循礼仪文明原则的是（　　　）

A. 切记不可轻易让小孩代接电话

B. 来电者要找的人不在时，应告知对方，并征求对方意见

C. 对于一些恶意骚扰或诈骗电话，应恶语相对

D. 应用非语言沟通，态度诚恳

E. 在来电者、上司、长辈、德高望重者挂断电话后，接听者才能挂断电话

分析： 对于一些恶意骚扰或诈骗电话，不可恶语相对，应选 C。

二、呼叫器礼仪

呼叫器为患者住院期间与护士联系最常用的工具。因此它的摆放和接听都要遵守规则，既保护患者安全，又维护护士形象。

1. 摆放位置　呼叫器应放到患者伸手就能够拿到的地方，临床上大多选用带延长线的呼叫器。当患者因为各种原因必须卧床的时候，护士应该将呼叫器放到患者伸手可及的地方，并教会患者如何使用，增加患者的安全感。

2. 接听呼叫器礼仪　接听呼叫器时，态度和蔼，语言要文明，声音要温柔。回答患者呼叫时，应说"好的，我马上来"，不能说"等会儿"、"我等会儿过去"。

3. 注意事项　呼叫器响后要接听及时；呼叫器不能替代护士巡视病房，不可告知患者如何使用呼叫器后对患者置之不理。

三、移动通信礼仪

在信息化时代发展的今天，手机移动通信的使用越来越广泛，除了打电话，还可以使用 QQ、微信等在线视频通话，但在使用时应注意安全、文明。

1. 文明使用　遵守公共秩序，在聚会、开会等场合应将手机调至静音或振动，避免影响别人；手机铃声、彩铃声选择要慎重，禁忌选择稀奇古怪的铃声。

2. 注意安全　禁止在医院的急重症病房、手术室和油库、加油站等场合使用手机；乘坐飞机时，必须自觉将手机调至飞行模式或关闭手机；驾驶车辆时，不能边开车边接打电话、发短信等。

3. 尊重隐私　①手机号码属于个人专有，如果主人不愿意不可告诉他人，不应随便打探他人的手机号码；②出于自我保护和防止他人盗机、盗号等原因，不宜随意将手机借给他人。

知 识 链 接　　　　　　　　　　**电子邮件礼仪**

电子邮件，又称电子函件或电子信函，是利用互联网向交往对象发出的信函。在使用电子邮件对外进行联络时应遵循以下礼仪规范。

1. 认真撰写　向他人发送电子邮件时，一定要精心构思并注意：主题明确、称谓得当、内容简练、文字流畅、格式完整、保守机密。

2. 避免滥用　不要向他人乱发电子邮件，更不要向他人信箱发送"垃圾邮件"。

3. 及时回复　一般而言，收到信件要及时回复。若由于因公出差或其他原因而未能及时打开收件箱查阅和回复时，应迅速补办具体事宜，尽快回复，并向对方致歉。

第3节　会 议 礼 仪

会议是对某个问题进行讨论、研究、解决的一种事务性活动形式。会议组织者须在会前拟订计划、发放通知、准备会务，会中做好登记、记录、服务与安全保障，会后及时整理材料、做好总结。参会者需要提前了解会议的日程安排，按时抵达，做好会议记录，会后及时返程。

参会人员、主持人、发言者、嘉宾等，每个人都有自己的角色，都应该保持良好的礼仪素养。　**考点：参会礼仪**

一、主持人礼仪

会议的主持者通常由具有一定身份、一定职位的人来担任，其礼仪表现在某种程度上直接关系到会议的质量和效果，因此应注意以下礼仪规范。

1. 仪容淡雅，服饰得体　主持人应妆容淡雅自然、着装得体、端庄大方，符合人们对季节的审美，切忌不修边幅，邋里邋遢。

2. 精神饱满，举止文雅　主持人应面容精神饱满，走上主席台时步伐稳健。入席后，如果是站立主持，应双腿并拢，腰背挺直。单手持稿时，右手持稿的底中部，左手五指并拢自然下垂。双手持稿时，应与胸齐高。坐姿主持时，应身体挺直，双臂前伸，两手轻按于桌沿。

3. 谈吐优雅，主题清晰　主持人言谈应口齿清楚，思维敏捷，主题突出。要与会议内容、气氛相吻合，突出会议主题；控制好开会时间，在某些座谈会或讨论会上，要尊重他人的发言和提问，不可随意阻止或打断。

4. 注意事项　主持过程中需注意：①切忌出现挠头、揉眼、抖腿等不雅动作；②熟悉会议议程，及时处理一切突发性问题；③根据会议性质调节会议气氛，维持会场秩序。

二、发言者礼仪

会议发言有正式发言和非正式发言两种，前者一般是领导报告，后者一般是讨论式发言。

1. 正式发言者　应提前备好发言稿，穿戴整齐，走上主席台时步态自然，体现一种胸有成竹、自信自强的风度与气质。发言时口齿清晰，逻辑合理，简明扼要，时常与听众进行眼神交流。发言完毕，应对听众的倾听表示谢意。

2. 自由发言者　注意发言的顺序和秩序，不能争抢发言；发言时应内容简短，观点明确。与他人有分歧时，应以理服人，态度平和，服从主持人指挥。

3. 发言人被他人提问　应礼貌作答，对不能回答的问题，应机智而礼貌地说明理由，对他人的批评意见应认真听取，如有分歧会后讨论，切忌会场争执，以免影响会议纪律和进程。

三、参会者礼仪

1. 提前准备　参会前应确定好会议的时间、地点、议题，全面收集、了解会议议题的相关信息，并明确自己的参会身份，如需发言应事先有所准备，如果临时有事不能出席，应及时通知有关人员。

2. 提前到达　提前到场，如有签到簿应先签到再进入会场。如有任何问题，可询问会议服务人员。

3. 举止文明　进入会场后应：①尽快找到自己的座位，遵守会场纪律，不得随意走动、喧哗、鼓倒掌、吹口哨；②会前应关闭通信设备或将其调至静音、振动状态；③认真倾听，不交头接耳，做好记录，如果主办方要求进行会议信息反馈，应积极配合；④会议中不宜中途退场，如遇特殊原因，应向有关人员说明情况，征得同意后方可离席；⑤如需提问，在主持人允许的情况下可举手示意或在会议后与发言者单独交流；⑥发言时要先想好大概思路。

第4节 乘车礼仪

在接待来宾活动中，为来宾安排、准备专供使用的车辆，在座次安排、上下车顺序上应遵守礼仪规范。

一、座次排序

接待来宾时，乘坐5人轿车居多。一般座次常规是右座高于左座，后座高于前座。

1. 司机驾驶时，以后排右座为首位，左侧次之，中间座位再次之，副驾座为末座。主人亲自驾驶时，以副驾座为首位，后排右侧次之，左侧再次之，而后排中间座为末席。

2. 主人夫妇驾车时，主人夫妇坐前座，客人夫妇坐后座。

二、乘车的礼仪规范

1. 上车姿势　女士上车入座时应站在车门后，弯曲身体，让臀部先坐到座位上，双腿并拢提起并放入车内，略调整身体位置，坐端正后，关上车门。男士上车时可手扶着前座椅背，一脚先进入车内，然后身体往内慢慢坐下，同时抬起另一只脚进入车内。

2. 下车姿势　女士下车时身体保持端坐姿势，打开车门，双脚膝盖并拢，抬起，同时移出车门外着地，一手撑着座位，一手轻靠车门，身体移近门边，再起身出车。男士下车应先将一脚踏出车外，一手扶着前座椅背，一手轻扶车门边缘，以支撑身体移出。

三、陪同人员乘车礼仪

陪同人员乘车时应遵循"客人为尊、长者为尊"的原则。

1. 上车时　车子开到客人跟前，帮助客人打开车门，请客人上车。若客人中有长辈，还应扶其先上，自己再进入车内。

2. 下车时　接待人员应首先下车，帮助客人打开车门并以手挡住车门上沿，协助客人下车。

小　结

交往礼仪是指人们在日常和社会交往活动中共同遵守的行为规范与准则。护士在护理工作中要与各种各样的人接触、交往，学习必要的日常礼仪，有利于护士建立良好的同事关系、护患关系，提高自身的交往能力。通过本章的学习，使学生能够掌握见面礼仪、迎送礼仪、位次礼仪、通信礼仪、会议礼仪、乘车礼仪的内容及原则，能够帮助同学快速学习和规范自己的职业行为，树立良好的职业交往意识。

自 测 题

一、选择题

A_1型题

1. 接电话时，如果自己不是受话人，应该
（　　）

A. 马上把电话放下

B. 听筒未放下，就大声喊受话人来接电话

C. 要告诉对方："请您稍等一下，我马上把他找来"

D. 要告诉对方："不在！一会儿再打来"

E. 打听对方有什么事

2. 按照电话礼仪的惯例，一般由以下哪一方先挂电话以示尊重（　　）

A. 尊者　　　　B. 接电话者

C. 下属　　　　D. 男士

E. 年纪轻者

3. 电话响铃后最多不超过几声就应接通电话（　　）

A. 两　　　　　B. 三

C. 四　　　　　D. 五

E. 六

4. 有专职司机驾驶 5 人轿车时，最好的位置为（　　）

A. 后排右边　　B. 后排左边

C. 后排中间　　D. 司机旁边

E. 司机位置

5. 适用于各种社交场合的他人介绍方式（　　）

A. 标准式　　　B. 礼仪式

C. 简介式　　　D. 强调式

E. 推荐式

6. 应聘时自我介绍最好不超过（　　）

A. 1 分钟　　　B. 3 分钟

C. 6 分钟　　　D. 5 分钟

E. 2 分钟

7. 下列介绍顺序中不正确的是（　　）

A. 将男士介绍给女士

B. 将年轻者介绍给年长者

C. 将学生介绍给教师

D. 将下级介绍给上级

E. 将教师介绍给学生

8. "您好，我是您的责任护士小王，需要帮助时请随时找我"，此种语言属于（　　）

A. 招呼用语　　B. 介绍用语

C. 电话用语　　D. 安慰用语

E. 迎送用语

9. 下列关于交往礼仪的说法，不正确的是（　　）

A. 任何场合，称呼越亲近越有利于社交

B. 称呼应当尊重个人的习惯

C. 使用不同的称呼，意味着交往双方人际距离不同

D. 称呼应符合民族习惯

E. 称呼应尊重不同的文化和传统

10. 正常情况下，位次的尊卑应遵循一定的原则，以下原则不当的是（　　）

A. 位高者坐在上位

B. 客人坐在上位

C. 女士坐在上位

D. 年长者坐在上位

E. 客人必须听从主人安排座次

11. 打电话的适宜时间是（　　）

A. 上午 6 点　　B. 上午 10 点

C. 凌晨 1 点　　D. 晚上 11 点

E. 晚上 10 点

A_2 型题

12. 护士小张分管了 4 位患者，他们分别是 1 床，李某，男，45 岁，副校长；2 床，张某，女，43 岁，家庭妇女；3 床，陈某，女，19 岁，学生；4 床，何某，30 岁，小学教师；下列称谓不正确的是（　　）

A. 1 床李校长　　B. 2 床张阿姨

C. 3 床小陈　　　D. 4 床何老师

E. 1 床李副校长

二、实践题

请按班级人数平均分组，分别训练称谓礼仪、介绍礼仪、电话礼仪，设计情景剧进行展示，请教师、同学、小组评价，选出最佳同学（评价标准见附录一）。

（刘莎莎　张文岚）

第7章 护理人际关系与人际沟通

随着当今社会医学模式的转变，护理学得到了巨大的发展，护理工作的内涵已远远超出了疾病护理的范畴。护士沟通是否到位、人际关系处理是否得当，直接影响到患者的健康与护理的质量，因此具备良好的人际关系及沟通能力是护理人员做好护理工作的重要保证。

第1节 护理人际关系

一、人际关系基本概念与基本理论

案例7-1

护士小王刚从内科转到外科工作，在到新科室报到之前，她先向其他同事了解了外科的工作情况。第一天上班，她穿戴整齐，提前15分钟到岗，见到科室的人员，不论是医生、护士还是护工，她都礼貌地打招呼。进入病房，她主动微笑着与患者打招呼。虽然在内科有多年的工作经验，她还是虚心地学习外科护理规范。巡视病房时主动询问患者有什么需求和帮助。获得了主任、护士长和同事们的好评。
问题： 1. 小王在新科室工作中建立了哪些人际关系？
　　　　 2. 小王为什么会获得主任、护士长和同事们的好评？

（一）基本概念

1. 人际关系概念　人际关系是人们在社会生活中，通过相互认知、情感互动和交往行为所形成和发展起来的人与人之间的相互关系。相互认知是人际关系建立的前提，情感互动是人际关系的重要特征，交往行为是人际关系的沟通手段。

护理人际关系是指护士在护理工作中形成的与护理活动有直接联系的人与人之间的关系。

2. 人际关系的特点　交往过程中人际关系有以下特点：社会性、复杂性、多重性、多变性、目的性。其中，社会性是人的基本属性，是人际关系的基本特点。

（二）基本理论

1. 人际认知理论

（1）人际认知：是指个体推测与判断他人的心理状态、动机或意向的过程。人际认知包括了对他人仪态表情、心理状态、思想性格、人际关系方面的认知。

考点：人际认知效应

（2）认知效应：心理学上把人际认知方面具有一定规律性的相互作用称为人际认知效应。

1）首因效应：指人在与他人首次接触时，根据对方的仪表、风度、言语、举止等所做出的综合性判断。

2）近因效应：在人际交往过程中，人们往往会比较重视新的信息，而相对忽略旧的信息。

3）刻板印象：也称社会固定印象，指某个社会文化环境对某个社会群体所形成的固定而概括的看法。例如，领导干部严肃、知识分子文质彬彬等。

4）晕轮效应：也称月晕效应或光环效应，是指在人际交往过程中对一个人的某种人格特征形成印象后，以此来推测这个人其他方面的特征，从而高估或低估对方。正晕轮指向其他方面扩大、推广对方的好印象；反之则是负晕轮。

5）先礼效应：在人际交往中，向对方提出批评意见或某种要求时，先用礼貌的语言开始，以便对方容易接受。

6）免疫效应：指当一个人已经接受并相信某种观点时，便会对相反的观点产生抵抗力，即具有一定的"免疫力"。

2. 人际吸引的规律

（1）人际吸引：是人与人之间在感情方面相互接纳、喜欢和亲和的现象。

（2）人际吸引的规律

1）相近吸引：是指人们彼此由于时间及空间上的接近而产生的吸引。

2）相似吸引：是指人们彼此之间由于某些相似或一致性的特征导致相互吸引。

3）相补吸引：是指当交往的双方需要及对对方的期望为互补关系时，所产生的吸引。

4）相悦吸引：是指情感上的相互接纳、肯定、赞同及接触上的频繁与接近，相悦是彼此建立良好人际关系的基础。

5）仪表吸引：是指外在形象的吸引，在一定程度上反映个体的内心世界。

6）敬仰性吸引：是指单方面对某人的某种特征的敬慕而产生的人际关系。

二、护理工作中的人际关系

在护理活动中存在着许多人际关系，如果处理不好这些关系，将会影响护理工作的质量、医院的声誉、精神文明的创建甚至社会的稳定。主要包括与患者、其他医务人员、患者家属之间的关系。

1. 护士与患者之间的关系　是护士通过护理活动与患者建立起来的一种特殊人际关系，是护理实践活动中最主要的一种专业性人际关系。护患关系是帮助系统与被帮助系统的关系，是一种专业性的互动关系，是一种治疗性的工作关系。其中护士是护患关系后果的主要责任者，也是护患关系发生障碍的主要责任承担者，其实质是满足患者的合理需要（具体内容见第 10 章）。

2. 护士与其他医务人员之间的关系　是指护士与医生为了服务对象的健康和安危彼此所建立的工作性人际关系。这种关系包括护士与护士、护士与医生、护士与医技人员、护士与医务管理人员及护士与后勤人员之间的关系，其实质是一种群群、同事合作关系（具体内容见第 10 章）。

3. 护士与患者家属的关系　是指护士与患者家属之间所建立的服务与被服务的人际关系。主要包括与患者家属、亲友或监护人等之间的社会关系。

三、影响护理人际关系的因素

（一）生理因素

生理因素指个体的性别、年龄、仪表、健康等因素，虽然不是长期的，但它在短期内对人际关系有相当影响。疾病与生理特殊期，如哮喘发作、精神障碍等会给交往形象带来负面影响。

（二）心理因素

日常生活工作中，心理动力、心理特征、自我意识、心理现象和心理障碍等都会对人际关系产生一定的影响。例如，护理人员把握患者心理需要，满足其合理要求，才能为建立良好的护患关系打下基础。

（三）社会因素

个人的社会地位、知识层次、职业类别及社会发展对个人的需求都会制约或影响人们交往的关系。护士要把握好交往对象的心理需求，处理好与患者、与同事等之间的关系。

（四）道德文化因素

道德规范制约着人际交往的内容与方式，良好的道德品质会引导和推动人际关系的正常发展。

医患关系的实质是（　　　）

A. 满足患者需求　　　　B. 促进患者的配合　　　　C. 规范患者的遵医行为

D. 强化患者自我护理能力　　E. 帮助患者熟悉医院规章制度

分析：患者的需求是实现康复，而医护人员的任务是帮助患者获得康复，因此医护人员的工作是尽量满足患者的需求，那么医患关系的实质就是满足患者的需求。故答案是 A。

四、建立良好护理人际关系的意义

（一）有利于营造良好的工作环境

护患之间的相互理解、信任、关心，可以形成良好的工作氛围，激发护士对生活和工作的热情；使患者解除或转移紧张焦虑等消极心理，增强安全感和康复的信心；使护患之间保持稳定、团结、融洽的良好状态。

（二）有利于提高医疗护理质量

良好的护理人际关系是做好护理工作的重要基础，有利于促进护士与患者之间、护士与其他医务人员之间的相互信任和密切协作，使患者积极主动地参与和配合，使医疗护理活动顺利进行。同时，良好的护理人际关系，也有利于提高医院管理水平和医疗护理质量，减少医疗纠纷的发生。

（三）有利于提高护理工作效率

护理群体中和谐的人际关系，对于提高护理工作效率有着重大作用，护理人员在工作中同心同德、互相帮助、互相学习，可提高工作的质量和效率。

案例 7-1 分析：

1. 护士小王在新科室工作中建立的人际关系包括：护士与患者之间的关系、护士与医生之间的关系、护士相互之间的关系。

2. 小王在第一天上班的表现，给大家留下了很好的第一印象，对于她日后建立和发展良好的职业人际关系起到重要作用。

第 2 节　护理人际沟通

沟通是人们从事其他社会实践活动的基础和前提，在现代社会，沟通已经成为人们社会生活中一个重要的组成部分。

案例 7-2

患者，女，60 岁。有冠心病史，因心前区剧烈疼痛而由家属护送急诊入院，心电图检查提示急性前壁心肌梗死。入院后患者表情痛苦，面色苍白，四肢寒冷，脉搏细弱，血压偏低。新来护士小李负责接诊患者，她想详细了解患者的情况，以便制订符合患者情况的护理计划，于是，问了一个又一个问题，患者却皱着眉头不想回答。

问题：患者为什么不愿意回答护士的问题？

一、人际沟通的基本概念与基本要素

（一）基本概念

1. **沟通**　指发送者凭借一定的渠道，将信息发送给既定对象，并寻求反馈以达到相互理解的过程。

2. 人际沟通　指人与人之间的信息交流与传递。其包括面对面的沟通和非面对面的沟通两种形式，在改善和发展人际关系的过程中起着重要作用。

（二）沟通的基本要素

沟通包含六个基本要素：信息背景、信息发出者、信息、传播途径、信息接收者、信息反馈。

1. 信息背景　指沟通发生时的情景，包括环境、心理、社会、文化背景，是影响沟通的重要因素。

2. 信息发出者　指沟通过程中发出信息的人，也称"编码者"。信息发出者是控制沟通主动权的人，也是沟通成败的关键人。

3. 信息　指信息发出者希望传达的思想、意见、情感、观点等，它们必须被转化为各种可以被别人觉察的符号，这些符号包括语言及非语言的表达方式。

4. 传播途径　指信息由一个人传递到另一个人所通过的渠道，是信息传递的手段或媒介。

5. 信息接收者　指信息传递的对象，也称"译码者"，指信息的接收方。只有当信息接收者对信息的理解与信息发出者的信息含义相同或近似时，才能形成有效的沟通。而信息接收者因个性、受教育程度、生活背景、价值观、社会文化背景等因素不同，对所接收到信息的理解也不同。

6. 信息反馈　指信息接收者把接收到的信息经过译码并理解后所作出的反应，让信息发出者对接收者是否正确理解信息进行核实。反馈是检验沟通是否有效的主要环节，反馈是沟通过程的最后一环，有效、及时的反馈是沟通成败的关键。

二、人际沟通的类型与层次

（一）人际沟通的类型

根据不同的划分标准可以将人际沟通划分不同的类型。

考点：人际沟通层次

1. 语言沟通与非语言沟通　依据沟通的信息载体，可以将人际沟通分为语言沟通与非语言沟通。

（1）语言沟通：是以语言或文字为交流媒介进行的沟通。其包括口头语言沟通和书面语言沟通两种方式。

（2）非语言沟通：是借助于非语言符号，如手势、面部表情、身体动作、个体距离、触摸等表达方式实现沟通的。

2. 正式沟通与非正式沟通　依据沟通渠道有无组织，可将人际沟通分为正式沟通与非正式沟通。

（1）正式沟通：是指信息的传递在一定的组织机构内明文规定的途径中进行，一般适用于正式场合。沟通过程中，用词更准确，语法更规范，对衣着、姿势等也十分注意。

（2）非正式沟通：是在正式沟通渠道以外进行的信息传递与交流，如私人聚会、朋友聊天等。沟通形式灵活，速度快，但信息容易失真。

3. 纵向沟通与横向沟通　依据沟通的信息流向，可将人际沟通分为纵向沟通与横向沟通。

（1）纵向沟通：是指组织中上下级之间进行的信息传递，可分为上行沟通和下行沟通。上行沟通是指下级向上级即自下而上的信息传递，如汇报、报告、建议等。下行沟通是指上级向下级即自上而下的信息传递，如政策指导、布置任务等。

（2）横向沟通：是指在组织内部各平行部门及层次相当的人员之间进行的信息传递。这种沟通有利于促进组织成员之间的关系，增进相互间的友谊。

4. 单向沟通与双向沟通　依据沟通是否存在信息反馈，可将人际沟通分为单向沟通与双向沟通。

（1）单向沟通：是指在沟通过程中信息由发出者传递至接收者，单向流动，如报告、演讲等，不能及时反馈。

（2）双向沟通：是指沟通双方同时互为传递者和接收者，如谈心、讨论、病史采集、健康指导等。双方信息可以及时反馈，故而信息较为准确可靠，且有利于联络感情，增强沟通效果。

5. 有意沟通与无意沟通　依据沟通目的的明确情况，可以将沟通分为有意沟通与无意沟通。

（1）有意沟通：是指有一定目的性的沟通。

（2）无意沟通：是指在进行信息交流的过程中并没有意识到沟通的产生，它不容易为人们所认识，但经常发生。例如，与人沟通时不停地咳嗽，它可以是有意沟通，有意提示对方相关信息；也可以是无意沟通，提示身体不适。

（二）人际沟通的层次

人与人之间沟通的深浅是不同的，人际沟通的层次随着信任程度的增加而逐渐升高。人际沟通分为以下五个层次。

1. 一般性沟通　指一般社交应酬开始语，是最低层次的沟通。例如，"您好"等招呼语，有助于在短时间内打开局面和建立友好关系，但不能进入深一层次的交谈。临床上护理人员与患者在最初交流时可以从一般性沟通交流开始。

2. 事务性沟通　指不参与个人意见，不牵涉人与人的关系，报告客观事实的沟通。

3. 交流性沟通　也称分享性沟通，指沟通双方已经建立了信任，可以彼此交换自己的看法和判断的沟通。在这一层次，作为帮助者的护士应以关心、同情和信任的语言和非语言动作，鼓励患者说出自己的看法和意见，不应流露出不同意或嘲笑的意思，以免影响患者对护理人员的信任。

4. 情感性沟通　是沟通双方在互相信任的基础上，具有安全感的情况下发生的沟通。沟通者很情愿地说出自己的想法和对各种事物的反应。护士应做到坦率、热情和正确地理解患者并帮助他们建立信任感和安全感，创造一个适合患者的情感环境。

5. 共鸣性沟通　是在一种完全一致的、和谐、默契状态下的沟通，是最高层次的人际沟通，也是沟通交流希望达到的理想境界。

在护患关系中可以出现沟通的各个层次，重要的是让患者在感到最舒适的层次中进行沟通，而不要主观地强求进入较高层次的沟通，护士应经常评估自己的沟通方式，避免因自身行为的不当而使护患关系停留在低层次的沟通上。

三、影响护理人际沟通的因素

（一）环境因素

1. 场所适宜　光线、噪声、安全性等因素都会影响沟通者的情绪和沟通效果，选择安静、明亮、整洁、美观、舒适的场所交谈，给人以亲切、保护之感，使其感受到安全，有利于沟通的顺利进行。护理人员在与患者进行交流前要尽量排除一些噪声源，安排好交谈环境，避免分散其注意力，创造一个安静、舒适的环境，以达到有效的沟通。

2. 距离因素　在社会交往中，人们有意识或无意识地保持一定距离，当个人的空间或领地受到限制和威胁时，人们会产生防御反应，从而降低交流的有效性。护士在与患者沟通时，要采取合适的距离，既不对患者造成心理压力，又使其感到亲切。

（二）个人方面的因素

1．生理因素　任何一方身体不舒适或存在生理缺陷，都会影响信息的传递和接收，如疼痛影响患者沟通。

2．情绪因素　情绪是一种主观感觉，如愤怒、焦虑、紧张、兴奋等，与沟通效果成双向性影响。沟通不良会造成情绪的波动，反过来情绪的波动也会影响沟通的有效性。因此，护士应有敏锐的观察力，及时发现患者隐藏的情绪；同时，还要学会调整控制自己的情绪，以确保自己的情绪不妨碍有效的沟通。

3．表达和理解能力　沟通双方的表达和理解能力是影响沟通的重要个人因素，双方对同一事物的表达和理解能力因文化差异、地域差异不同而不同，会导致信息传递失真影响双方对信息的理解。

4．价值观、社会文化背景　人们的价值观决定着对事物的态度与处事的反应。不同的社会阶层、文化水平会影响沟通的效果。

四、人际沟通在护理工作中的意义

人际沟通在护理工作中具有至关重要的作用，无论是护患关系的建立，还是医护关系、护护关系的发展，均依赖于有效的人际沟通。

（一）是患者心理满足、维护健康的重要条件

人具有自然属性和社会属性，人的社会属性决定人际交往的必要性。如果人失去了与他人沟通的机会，常常会出现一些心理或生理的症状。通过良好的护理沟通，可以满足患者及家属对医疗和疾病信息的需要，减轻其焦虑和恐惧，使护士能准确了解患者信息，从而顺利完成工作，促进和维护健康。

（二）是建立和谐护理人际关系的重要条件

人际沟通是建立良好人际关系的基础，在护理工作中通过护患沟通可以缩短护士与患者之间的心理距离，增加彼此的信任；通过与其他工作人员的沟通，可以建立和谐的同事关系，营造轻松积极的工作氛围，保证医疗和护理工作的安全顺利进行。

（三）是进行有效决策的重要条件

通过良好的护理沟通，可以综合患者、医生、护士及其他方面的有关疾病的信息，在患者和医务人员的共同参与协商下，制订安全有效的治疗方案和护理计划，保证决策的最优化。

（四）是取得理解与支持的重要条件

通过良好的护理沟通，可以促进护士与患者、护士与医生及其他医务工作者之间相互理解、相互信任和相互支持，避免因沟通不畅而导致医疗纠纷和差错事故的发生，为实现大家共同的目标而携手共进。

案例 7-2 分析：

生理因素是影响人际沟通的重要因素，该患者因心前区剧烈疼痛进而影响护患双方的信息交流。

⚐ 小　结

具备良好的人际关系与沟通能力是优秀护理人才在竞争中立于不败之地的关键，了解人际关系和人际交往规律，熟悉人与人相处的原则和方法，对提高护士人际交往和沟通能力具有十分重要的意义。

自 测 题

A₁ 型题

1. 在临床护理工作，护患关系的实质是（　　　）

A. 帮助患者熟悉医院规章制度

B. 规范患者的遵医行为

C. 患者自我护理能力

D. 满足患者需求

E. 促进患者配合

2. 护患关系沟通不畅的主要责任人是（　　　）

A. 医生　　　　　　B. 护士

C. 患者　　　　　　D. 患者家属

E. 其他工作人员

3. 在下述的沟通中，属于单向沟通的是（　　　）

A. 打电话　　　　　B. QQ 聊天

C. 听广播　　　　　D. 收集患者资料

E. 交班

4. 影响舒适的人际沟通环境因素是（　　　）

A. 设施不全　　　　B. 活动受限

C. 座位的安排　　　D. 护患关系

E. 身体不适

5. 在护患这种特定的人际沟通中较少出现的层次是（　　　）

A. 一般性沟通　　　B. 交流性沟通

C. 情感性沟通　　　D. 共鸣性沟通

E. 陈述性沟通

A₂ 型题

6. 当一位护士看到某急性胰腺炎患者的病床旁围着几位家属时，便走过去主动与家属打招呼，耐心解答他们的疑问，然后恳请他们尽快离开以便患者安静休息，家属欣然接受了护士的劝告，此护士较好地运用了认知效应中的（　　　）

A. 首因效应　　　　B. 近因效应

C. 晕轮效应　　　　D. 先礼效应

E. 免疫效应

7. 张女士因急性阑尾炎收治入院，患者急性病容，腹痛难忍，由于家属没能及时赶到，此时患者最需要护士的沟通方式不正确的是（　　　）

A. 安慰触摸　　　　B. 微笑

C. 关切的眼神　　　D. 口头语言沟通

E. 书面语言沟通

8. 3 岁患儿，慢性支气管炎，护士在静脉输液时两次穿刺没有成功，患儿家属非常不满。此时引起护患矛盾的主要原因是（　　　）

A. 服务态度不佳

B. 护理理论不扎实

C. 工作责任感不强

D. 护理技术不精

E. 护士仪表不佳

9. 王女士，会计师，甲状腺肿瘤住院治疗，每天都要求护士把她的住院费用明细打印出来给她。引起护患关系不融洽的主要原因是（　　　）

A. 护士服务态度不好

B. 护士工作责任感不强

C. 患者的认知水平欠佳

D. 患者法律意识强，对医疗费用及医护人员产生怀疑

E. 医院管理有漏洞

（邵玉净　邢世波）

第8章 护理工作中的语言沟通

创造和谐的人际关系有赖于语言，语言是人类最重要的沟通工具，人们运用语言可以用来表达情意、交流信息。在整体护理的实践中，护理人员沟通时间约占其工作时间的70%，而用于分析、处理问题的时间仅占30%。语言沟通贯穿于护理工作的始终。

第1节 语言沟通的基本知识

案例8-1

患者李某在入院常规检查中，胸片检查发现肺部有个阴影。放射科工作人员建议复查，以明确诊断。护士通知李某时说："李大爷，您的胸片有点问题，医生开出医嘱，让您明天再去放射科复查一下，您别担心，年纪大了，毛病就多了，您想开点。"李某听后，怀疑自己患了不治之症，整天胡思乱想，坐立不安，导致身体日益虚弱，病情加重。

问题： 1. 李某为什么怀疑自己患上了不治之症？

2. 护士在与患者沟通过程中应注意哪些问题？

一、语言沟通的概念

语言沟通是运用语言符号交流情意、思想、爱好等信息的过程。

护理语言沟通是在护理环境中，以语言为媒介与其他工作人员、患者及家属进行沟通交流的行为。例如，通过语言沟通收集资料；向患者解释，取得患者的合作；对患者进行健康教育等。因此语言沟通是护理工作中最常用的沟通方式，是护理人员为患者解决健康问题的重要手段。

二、语言沟通的类型与特点

语言沟通主要包括口头语言沟通和书面语言沟通，各有特点。

（一）语言沟通的类型

1. 口头语言沟通 是人们利用有声的自然语言符号系统，通过口述和听觉来实现的，是人与人之间通过对话来交流信息、沟通心理的。通常用词通俗，结构松散，句子简短，灵活易变。其包括述、说、讲、谈四种类型，在护理工作中常用于收集患者资料与传递信息。

2. 书面语言沟通 是用文字、符号、图片等进行的信息交流。其是对有声语言符号的标注和记录，是有声语言沟通由"可听性"向"可视性"的转移。在护理工作中，它可以在一定程度上弥补口头语言沟通的不足，便于存储医疗资源。

（二）语言沟通的特点

1. 口头语言沟通的特点

（1）传递与反馈速度快：口头语言可以直接把要传的信息传递给对方，接收者可以及时接收信息，并给予反馈，因此信息传递与反馈的速度都很快。

（2）传递效果好：口头语言沟通如果是面对面进行的，可以借助于手势、表情、姿态等传递信息内容，提高信息传递和交流的效果。

（3）时间短，易失真：口头语言一般是一次性的，口头语言其传递的内容事后难以再现，只能依靠记忆来维持，一旦有争议，难以核查。信息接收者有时会因漏听、误听而使信息接收不完整、不准确，容易造成信息失真。

（4）易干扰，难准备：口头语言有一定的情境性，传递信息易受外界干扰或空间条件的限制，会使沟通出现困难；同时，要根据对方的信息反馈，随时变换表达方式，调整发问与应答的内容，因此容易出现疏漏，难以准备。

2．书面语言沟通的特点

（1）领域广：沟通领域大，可以是部门内部信息传递，也可以是部门或单位之间的信息交流。

（2）信息准确：书面语言用词文雅，结构严谨，句子较长，更加正式与准确。

（3）存储时间长：书面语言便于长期存储，利于查阅。

（4）耗时长，反馈慢或无反馈：书面语言一般为单向传递，耗时较长，接收者不能及时反馈或者没有反馈。

第2节　护士口头语言规范与技巧

一、护士语言沟通基本规范

（一）文明礼貌

文明礼貌是言谈礼仪最基本的要求，是尊重他人的具体体现。护士在与患者交谈时，要使用文明、礼貌性语言，如敬语、谦语和文雅的语言。

1．敬语　表示对他人尊敬、友好的语言。

（1）迎接语：表示的是欢迎的语言，如"欢迎光临"等。

（2）见面语：用于刚刚认识新朋友或者见到老朋友时，表达自己的热情，如"初次见面，请多多关照"、"很高兴认识您"等。

（3）问候语：是指问好、问候的语言，如"您好"、"早上好"等。

（4）请托语：用于向他人提出某种请求或要求时，如"请帮个忙"等。

（5）赞美语：用于赞美他人的语言，如"小朋友，你真勇敢"等。

（6）询问语：用于征得对方许可的语言，如"打开窗户好吗"等。

（7）安慰语：用宽慰、鼓励的语言去减轻对方的不安或焦虑，如"您先不要着急"等。

（8）致谢语：获得他人帮助时，表示感谢的话，如"谢谢您的配合"等。

（9）祝福语：是为他人送上祝福时使用，如"祝您早日康复"等。

（10）送别语：表示送别的语言，如"欢迎下次光临"、"再见"等。

护理工作中，迎接语、见面语、问候语均可用问候语替代，如"您好，挂号处在右边，请您这边走"；请托语常配合询问语使用，如"请您配合好吗？"；送别语用祝福语替代，如"祝您一路平安！"。

2．谦语　用来表达自谦或歉意、遗憾时的用语，护理工作中常用致歉语。例如，"对不起"、"让您久等了"等。

3．其他　生活中还会用文雅的词语去替代随便、粗俗、忌讳的语言。例如，"明天我去拜访（看）您"、"输液时间比较长，您需要上厕所（大小便）吗？"等。

生活中敬语、谦语没有严格的分界线，如"先生，您贵姓"，包含多种性质。因此，在与他人沟通过程中，只需遵循文明礼貌、尊敬他人的原则即可。

（二）发音准确

要想顺畅地交流信息、沟通思想感情，首先要让对方听得清、听得懂。因此，护士应讲普通话，要注意训练自己的语音，力求发音准确，吐字清晰。

（三）音量适中

声音过小或过大，都会影响沟通的效果，护士在与患者交流时，应控制合适的音量，既不过小使患者听不清，又不过大给对方造成心理压力。

（四）语速适度

语速不宜过快或者过慢，适中的语速可以让患者听得清晰并感觉舒适，在加深理解的同时更加配合，减少护理不良事件的发生。

（五）语法规范

作为护士，不论是向患者或家属交代事情，还是报告工作，反映病情，都应把一件事情的发生、发展、变化、结局说明白，不能颠三倒四，东拉西扯。因此语言要符合语法要求，不能任意省略颠倒。

（六）语气谦和

人与人之间的交流，语调、语气都是口头语言的组成部分，从中可以识别出很多信息，如讲话者是愉悦还是愤怒，是友好还是敌意等。声调与语气的变化可以使字面相同的一句话具有不同的含义，通过对语气、声调与语调的控制，可以达到有效沟通的目的。

（七）内容简明

运用语言交流时，力求言简意赅，简明扼要，以节省时间。同时要注意表达意思准确，用词准确、恰当、简单明了，才能正确地传递信息。

（八）通俗易懂

护士与患者进行交流时应尽量使用患者能理解的口语化语言，避免因使用患者难以理解的医学术语或医院常用的省略语而引起误解。同时，护士还应熟悉当地常用的一些方言，以减少交流中的困难，方便与患者交流信息和沟通思想感情。

二、护士语言沟通技巧与禁忌

（一）护士语言沟通技巧

有效的交谈是建立良好护患关系的基础。护士掌握一定的语言沟通技巧，有助于成功地与患者进行交流，建立有效沟通，使患者早日康复。

考点：护士语言沟通的技巧

1. 开场温馨　合适的开场白可以为护患间的沟通营造一种温馨和谐的气氛。护士在沟通开始时就应注意提供支持性语言，真诚关心患者，以关心、信任和理解来减轻患者的焦虑。首先，护理人员应有礼貌地称呼对方、自我介绍；其次，选择合适的话题，如用问候性语言或询问性语言表示对患者的关心以获得对方的接纳；最后，进入本次沟通的主题。

2. 善于倾听　倾听的目的是通过倾听收集真实情况，掌握准确信息。护士在倾听中要做到：①集中精力，专心倾听，倾听时，用30%～60%的时间注视患者面部，并面带微笑；②及时给予反馈，可以通过"嗯"、"好的"等语言的形式，也可以是点头、眨眼等非语言形式，鼓励其继续诉说；③慎重判断，护士可适时进行提问，但不要妄加评论、不要急于做出判断或打断患者的话题，当患者离题较远时，可适当引导交谈。

3. 巧妙提问　提问是收集信息和核对信息的重要方式，分为封闭式提问和开放式提问两种方式。

（1）提问的方式

1）开放式提问：所问的问题回答没有限制，回答的范围广泛，但应围绕主要环节和主导线索进行。优点是患者能充分说出自己的观点、意见、想法、感受，护士从中收集更全面的资料，如"您有什么不舒服吗？"。缺点是易偏离主题，耗时较长。

2）封闭式提问：是将被提问者的应答限制在特定范围内的提问。应答者只需回答"是"或"不是"，"有"或"没有"等。优点是护士在短时间内就可获得所需的信息，节省时间，如"伤口疼不疼？"，但应避免诱导性提问。缺点是回答问题的自由度小，限制了患者的思路和自我表达，缺乏自主性，不利于沟通的发展和深入进行。

（2）提问的注意事项：①一次提问不要过多，要等患者明确回答后再提出第二个问题；②提问时语言要通俗易懂；③禁用指责、质问式语气提问，以免患者紧张不安或敌对不满；④禁止强行探寻与治疗无关的个人隐私，若工作需要，需适当向患者解释，防止误会。

4. 恰当核实　核实是指在交谈过程中，为了验证自己对内容的理解是否准确所采取的沟通策略，是一种反馈机制。核实既可以确保护士接受信息的准确性，也可以使患者感受到自己的谈话得到了护士的重视。

（1）重述：①护士将患者的话重复一遍，患者确认；②护士可以请求患者将说过的话重复一遍，护士确认。

（2）澄清：将患者一些模棱两可、含糊不清或者不完整的陈述描述清楚，请患者进行核实，从而确保信息的准确性。例如，患者说"睡得不好"，护士需要核实"不好"这个词语，了解患者睡眠的时间与质量。

5. 简明阐释　即阐述并解释。在护患交谈过程中，护士往往运用阐释技巧解答患者的各种疑问。例如，解释某项护理操作的目的及注意事项；针对患者存在的健康问题提出建议和指导。阐释的基本原则包括：①尽可能全面地了解患者的基本情况；②将需要解释的内容以通俗易懂的语言向患者阐述；③使用委婉的语气向患者阐述自己的观点和看法，使患者可以全部接受、部分接受或者拒绝。

6. 适度移情　即感情投入的过程。移情是站在患者的角度，通过倾听、提问等交流方式，深入了解患者，准确地掌握患者信息，理解患者的感受，而不是表达自我，也不是同情、怜悯他人。

7. 沉默是金　沉默是一种交谈技巧。在倾听的过程中，护士可以通过沉默起到以下四个方面作用：①表达自己对患者的同情和支持；②给患者提供思考和回忆的时间，诉说和宣泄的机会；③暂时缓解患者过激的情绪和行为；④给自己提供思考、冷静和观察的时间。

8. 适时鼓励　在与患者交谈的过程中，护士适时对患者进行鼓励，可增强患者战胜疾病的信心。

9. 把握时间　与患者沟通的时间不宜选在吃饭、治疗、休息的时间，要预先和患者说清交谈时间，普通场合的小规模交谈，以半小时为宜，最长不要超过1小时。

（二）护士语言沟通禁忌

1. 禁忌的话题　护士在与患者沟通过程中，禁忌询问患者不必要的个人隐私，避免捉弄他人、非议他人和令他人反感的话题。

2. 禁忌的语气、语调

1）语气：命令式的语气容易与患者之间产生距离，质问式语气会让患者产生被审讯、训斥的感觉，会使患者产生抵触，不配合护士工作。

2）语调：语调生硬冷漠，对患者缺乏必要的解释和说明，会使患者处于拘谨、压抑的状态，不利于康复。

3. 禁忌的语言

1）不文明的语言：在临床上忌讳因情绪激动或者语言习惯而使用不文明性语言、伤害性语言和气话。一些因情绪难以自控的话语会造成护患关系紧张，对患者的自尊伤害甚大，甚至会引起患者的愤怒，导致出现护患冲突。

2）专业术语：专业术语过多会使患者理解困难，产生沟通障碍，如"尿潴留"、"血生化"等。

4. 禁忌的角色　患者在寻求护理服务的过程中，护士也应注意自己的语言形象，避免给患者留下喋喋不休、一言不发、尖酸刻薄、逢人诉苦的印象。

5. 禁忌的态度　护士对患者表现出反感、含糊其辞、不守信诺，人为破坏了护患间的信任关系，影响了相互合作。

6. 禁忌的方式　护士在沟通中采用的方式应以人为本，因人而异，对待不同性别、不同年龄、不同职业、不同文化背景的患者采用不同的沟通方式，才能达到理想的沟通效果。

三、护理操作中常用的情景性语言

1. 安慰性语言　是护士对患者的安慰，可稳定患者不安或烦躁的情绪，有利于疾病治疗。例如，"不要紧张，我在您跟前。"

2. 解释性语言　进行护理操作时，给患者进行必要的、合理的、有效的讲解，以便患者配合。例如，"为了监测您的病情变化，现在需要给你采血化验，请您配合好吗？"

3. 劝说性语言　护理工作中常会碰到患者不愿意配合治疗的情况，需要护士运用劝说性语言进行说服，以取得配合。例如，"您不用害怕，就是在胳膊上打个小针，坚持一下，马上就好。"

4. 指令性语言　用于告知患者必须严格遵照执行治疗护理的规定或常规时。例如，"滴速为您调节好了，请不要随意调节。"

5. 鼓励性语言　是护士对患者的鼓励，能调动患者的积极性，是对患者的心理支持，增强患者战胜疾病的信心。例如，"您配合得真好，继续再来一次。"

6. 暗示性语言　运用积极性的暗示性语言来影响患者，可以给患者以良好的心理刺激，使护理效果达到预期目的。

四、护士语言沟通训练

（一）案例

患者王某，女，45 岁，因淋雨后突感畏寒、发热、咳嗽，咳铁锈色痰伴胸痛 1 天，门诊以肺炎收治入院，需静脉输液治疗。

（二）训练要求

1. 护士仪容服饰得体。

2. 语言文明礼貌，口齿清楚，语速适当、语法规范、语气谦和，正确使用情景性语言。

3. 正确应用语言沟通技巧。

（三）训练方法

1. 请同学们分组设计情景剧，将患者入院到出院衔接起来，利用护理操作中的情境性语言将静脉输液操作顺利进行下去。分角色扮演，分组展示，教师、同学、小组进行评价。

2. 情境语言设计模板

（1）迎接患者

护士："阿姨您好，我是护士小张，请让我带您去病房好吗？"（问候语、请托语、询问语）

（2）为患者输液情景

护士："阿姨您好，为了您的健康遵医嘱给您输液好吗？"（解释性语言）

患者："护士，不输液了吧，两天了。"

护士："阿姨，病情反复了您就更难受了，我们按照疗程治疗好吗？"（劝说性语言）

护士："阿姨，要给您进针了，请握拳。"（指令性语言）

护士："阿姨，可以松拳了，很好。"（鼓励性语言）

护士："阿姨，给您固定针头，坚持一下，马上就好。"（安慰性语言）

✎ 护考链接

在护患交谈过程中，为了给自己提供思考和观察的时间，护士可采用的最佳技巧为（　　　）

A. 倾听　　　　　　　B. 核实　　　　　　　C. 鼓励

D. 沉默　　　　　　　E. 患者重述

分析： 沉默可以给医护人员提供思考、观察的时间，故选 D。

案例 8-1 分析

对于该患者来说，"想开点"这句话隐含意义较广，易造成误会。护士在沟通中采用的方式应以人为本，因人而异，对待不同性别、不同年龄、不同职业、不同文化背景的患者采用不同的沟通方式，才能达到理想的沟通效果。

第3节　护理书面语言规范

一、护理书面语言范畴

护理书面语言是医疗、护理、教学和科研工作的重要资料，书面语言沟通是每一名护士都要掌握的基本技能。护理书面语言包括护理工作文件和护理管理、科研文件。其作用有：信息贮存与交流、考核与评价、教育与教学、科学研究、司法凭证、统计等（图 8-1）。

（一）护理文件

护理文件指护理工作的各个环节中所书写的一切文字形式，包括体温单、医嘱单、病室交班报告、特别护理记录等，是护理工作中不可缺少的部分。

1. 护理表格　是运用符合要求的词组在固定的表格中填写的护理记录。其包括体温单、医嘱单、治疗单等。

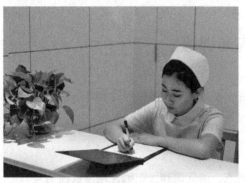

图 8-1　护理文件书写

2. 护理记录单　以简明扼要的文字为主要表达方式所书写的护理文件。一般包括病室交班报告、整体护理病历、特别护理记录、护理计划等。这些记录也常采用表格的形式，但书写的内容要以完整的句子表述，有的还需要拓展为段落。护理记录与患者的病情发展、疾病康复息息相关，同时也反映护士的文化素养、知识范围、工作能力等。

（二）护理管理应用文

护理工作计划、总结、规章制度、调查报告、请示报告、措施、通知等是各级护理管理工作者在处理各种公共事务中应用的文体，除具有应用文共同的功能外，还具有护理专业的特色和个性。应该格式规范、主题单一、语气得体、语句稳妥、引用正确、表达周密、简洁平实，也能起到法规作用。

（三）护理科研论文

护理科研论文是将护理科研成果或临床护理经验以科学的方法进行总结，经过科研设计、实验、观察并取得第一手资料，再经归纳、总结、分析及必要的统计学处理而撰写成的护理科技作品。

二、护理书面语言的写作规范

1. 真实准确　护理书面语言沟通直接关系到患者的健康和生命安全，因而各种护理文书的书写、记录一定要做到真实可靠、准确无误，绝不能包含任何个人的猜测、臆造和偏见。

2. 实用规范　护理文书和表格的设置，大多有通用的格式，具体项目和书写方式都有一定的规范要求，书写力求确切、简洁，用叙述、说明的手法规范书写，这是护理文件实用性、规范性的体现。

3. 简洁完整　护理书面语言以描述、陈述患者的症状、体征为主，几乎不用关联词，层次结构一般不复杂，应该是一个严密的整体。尽管前后书写的时间和记录人可能有变化，但是书写的项目内容仍要保持连贯与完整。一份完整的护理记录，项目、页码都应该按规定填写完整，内容不能涂改，否则便会失去其法律凭证的效应。

4. 科学严谨　准确性、规范性、完整性原则都是科学性原则的基本要求。此外，科学性更高的要求是不搞主观臆断，不以个人的意向进行取舍。凡未经查实的数据不应使用，不能随意使用"大概"、"可能"等模棱两可使人误解的词语。技术上不过关，理论上不成熟，或未经验证的材料，不能轻易得出结论。

5. 及时有效　无论是交班记录还是护理病历都应该做到及时、准确，不允许提早或推后。抢救记录须在抢救后 6 小时内补记。

6. 符合伦理　有些临床护理论文，常涉及具体的患者或志愿者，交流发表时应注意保护他们的隐私权，不要损害了他人的名誉。

护士书面语言训练（见《护理学基础》）。

第4节　治疗性沟通

案例 8-2

患者张某，女，58 岁，因"转移性右下腹痛 3 小时"，门诊拟急性阑尾炎收治入院，入院时查患者 T 38.8℃，P 88 次/分，R 24 次/分，BP 126/84mmHg。医嘱禁食，急送手术室在硬膜外麻醉下行阑尾切除术。在行术前准备的时候，患者感到紧张、恐惧。

问题： 1. 针对该患者目前的恐惧心理，是否可以通过治疗性沟通来解决？
　　　　2. 假如你是责任护士，如何与患者进行治疗性沟通？

一、治疗性沟通概述

(一)治疗性沟通的概念

治疗性沟通是指护士根据护理对象的身心需要,有计划、有意识地通过自己的语言和行为来影响和帮助护理对象,以满足其身心及社会需要,达到恢复健康的治疗性行为手段和专业性沟通。

治疗性沟通内容属于护理范畴内与健康有关的专业性内容,是一般性沟通在护理实践中的应用,其实质是一种有目的的护患沟通。但治疗性沟通又有别于一般性沟通,见表8-1。

表 8-1   治疗性沟通与一般性沟通的区别

项目	治疗性沟通	一般性沟通
目的	确定护理问题,进行健康指导	加深了解,增进友谊
地位	以患者为中心	双方同等
结果	解决护理问题、促进护患关系	可有可无
场所	医院、社区、家庭等与健康有关场所	无限制
内容	与健康相关的信息	无限制
针对性	强,非常明确	不一定或不明确
需要性	护理对象需要的	沟通双方不一定需要

(二)治疗性沟通的目的与作用

1. 治疗性沟通的目的   主要是为了更好地解决患者的健康问题。它也是向患者提供健康服务的重要手段,其沟通的目的:①收集患者资料,评估患者需要,明确健康问题与治疗护理目标;②了解患者心理与社会问题,满足其身心需要;③共同商定治疗护理方案,使患者积极主动地配合;④健康知识宣教,提高患者健康意识和自我护理能力;⑤建立融洽的护患关系。

2. 治疗性沟通的作用   治疗性沟通是通过医护人员的语言或行为,对患者进行有意识、有计划的影响和帮助,具有以下作用。

(1)支持和帮助的作用:治疗性沟通的内容是患者急需解决的健康和治疗的问题,因此沟通起到有针对性的支持和帮助作用。

(2)交通枢纽和桥梁的作用:治疗性沟通在患者与护士之间起到桥梁的作用,它使患者得到了实现健康的需要,使护理人员得到了实现职业理想的需要。

(3)确定医疗护理方案的作用:通过行之有效的治疗性沟通,确定医疗护理方案,既维护了患者选择医疗护理方案的权利,又维护了医疗护理方案的行使权。

(4)遵医行为的指导作用:护理人员通过健康教育,指导患者的遵医行为,充分发挥患者的积极主动性,使其自觉配合医疗和护理,有利于医疗护理方案的执行和患者健康。例如,指导糖尿病患者合理饮食。

(5)树立战胜疾病信心的作用:护士通过治疗中的信息传递和行为干预,减轻患者的不良情绪,使患者树立战胜疾病的信心。

(6)预防、化解医疗纠纷的作用:据调查显示,80%的医疗纠纷和投诉是由于沟通不良引起的,良好的治疗性沟通将能更好地满足患者的各种需要,促进护患关系,从而有效地预防和化解医疗纠纷。

(三)治疗性沟通的原则

1. 目的性、针对性原则   是在评估患者各种需求的基础上进行有计划、有意识的沟通,应始终围绕患者的身心健康需求而展开。

2．治疗性原则　是在不违背医疗护理原则下沟通，沟通应起到治疗作用。

3．融洽性原则　恰当运用沟通技巧，使护患双方融洽相处，意见一致。

4．平等尊重的原则　护患双方是平等的、相互尊重的，沟通时平等性原则不但能达到应有的治疗效果，而且还会给护患双方带来意外的收获。

5．易懂原则　交谈时应根据患者的年龄、职业、文化程度、社会角色等特点，来组织沟通内容，运用不同的沟通方式，使治疗性沟通的内容通俗易懂，便于患者理解和接受。

二、治疗性沟通流程

完整的治疗性沟通流程包括四个步骤：准备期、初始期、运作期、结束期。

（一）准备期

本期主要任务是了解患者情况，明确沟通的目的和内容，制定沟通提纲，为收集患者病情资料，进行有效沟通奠定基础。

1．资料准备　护士首先要获取患者的相关信息，明确沟通的目的和内容，拟写好沟通提纲。

2．护士准备　护士着装整齐，在掌握患者相关信息的基础上，调整情绪，有针对性地准备好起始语言，注意沟通方法和沟通技巧的应用。

3．患者准备　患者需要提前了解沟通的目的和内容，共同协商沟通的时间、地点等，做好准备。

4．环境准备　尽量优化沟通环境，增进沟通效果。例如，保持环境安静，避开治疗与护理的时间，环境隐蔽，谢绝探视等。

（二）初始期

初始期是沟通的开始，主要是引导患者开口谈话，创造融洽氛围，为后续沟通搭桥铺路，护患双方都希望能给对方留下良好的第一印象，使以后的沟通能顺利进行。

1．方法　常用方法：①主动打招呼，问候并做自我介绍；②向患者说明此次沟通的目的，大约占用的时间；③告诉患者有什么需要可随时提出，不明白的问题可随时提问。

2．内容　沟通内容可从一般性问题开始。例如，"先生您好，今天感觉怎么样？"、"您这样躺着好些吗？"等，当征得患者同意后，双方感到自然放松时便可切入主题。

3．注意事项　①称呼得体；②问候恰当；③态度和蔼；④关系平等；⑤适可而止。

（三）运作期

运作期是沟通主题切入与展开的重要时期，护士应做好充分的准备，首先是准备好沟通的内容，安排好恰当的时间，并充分运用语言和非语言沟通技巧，使患者主动配合并参与其中。护士应做到：①沟通策略灵活；②沟通目的明确，善于引导，防止偏离主题；③善于使用非语言沟通促进交流，善于鼓励患者倾诉；④时间恰当；⑤记录及时。

（四）结束期

根据实际情况和预期计划控制结束的时间。恰当巧妙的结束，会给护患双方带来美好的回忆，如果处理不当，不仅会使双方深感不快，还会影响下一次的沟通。

1．选择合适的时间　当需要的资料和信息收集完整，沟通目的达到时，护士应主动征求患者意见，是否结束话题。结束前护士应进行简单总结，核实记录的准确性，并感谢患者的支持和配合。

2．为下次沟通做准备　如需继续沟通，要预约下次沟通的时间、地点、内容等。

在实际工作中，沟通过程往往简单明了，没有明确分期，不拘泥于形式，甚至几句话就能解决问题，所以，护士在沟通时应灵活处理。

案例8-2分析

1. 可以使用治疗性沟通来对患者的焦虑心理进行护理。

2. 首先做好自身准备，然后向患者介绍手术的必要性与前期准备的目的、手术过程、术后恢复情况。然后介绍成功案例鼓励患者战胜疾病的信心。

小　结

语言可以反映出一个人的文化素养和精神风貌，无疑也是护士综合素质的外在表现。护理人员在工作中，经常与众多不同年龄、性别、职业、社会地位、文化修养的人打交道，其语言修养与沟通技巧不仅会影响护士的人际关系，也关系到护士在人们心目中的形象。作为护理人员，不仅需要掌握扎实的专业知识和技能，更要具备一定的语言修养、人际沟通的能力和技巧。

自测题

一、选择题

A₁型题

1. 下列项目不属于口头语言沟通的是（　　）

A. 交谈　　　　　B. 演说

C. 通知　　　　　D. 讲课

E. 听讲

2. 在护患交谈过程中，如果护士希望得到更多的、更真实的患者信息，可采用的最佳技巧是（　　）

A. 提问　　　　　B. 核实

C. 沉默　　　　　D. 重述

E. 鼓励

3. 在护患交谈中，护士移情是指护士（　　）

A. 鼓励患者　　　B. 怜悯患者

C. 理解患者感情　D. 同情患者

E. 关心患者

4. 下列哪项不是治疗性沟通的流程（　　）

A. 准备期　　　　B. 开始期

C. 结束期　　　　D. 运作期

E. 初始期

5. 护患之间最常用的沟通是（　　）

A. 微笑　　　　　B. 书面语沟通

C. 非语言沟通　　D. 口语沟通

E. 手语沟通

A₂型题

6. 护士小王在与患者沟通时，希望更多地了解患者对病情的自我感觉和治疗的看法，她应选择的交谈技巧是（　　）

A. 沉默　　　　　B. 认真倾听

C. 封闭式提问　　D. 开放式提问

E. 复述

7. 张女士，诊断出"乳腺癌早期"，认为此病无法治疗，情绪低落。护士小李问她"您为什么这样想呢？"属于（　　）

A. 封闭性提问　　B. 假设性提问

C. 启发性提问　　D. 诱导性提问

E. 开放性提问

8. 王先生，脑出血后遗症患者，在向护士描述症状的时候，护士将患者一些模棱两可、含糊不清的陈述，与患者进行核实，从而确保信息的准确性属于（　　）

A. 阐释　　　　　B. 重述

C. 提问　　　　　D. 澄清

E. 移情

9. 王女士，68岁，农民，直肠癌术后。护士要查房询问病情时手机突然来电，护士立刻将手机挂断。患者因伤口疼痛很烦躁，患者女儿给予安慰，但交谈还是无法进行，影响此次

沟通的主要因素是（　　　）

　　A. 文化水平低　　B. 心情烦躁

　　C. 年龄较大　　　D. 女儿在场

　　E. 伤口疼痛

　　10. 王女士昨天刚刚做了双下肢截肢手术，早上护士进病房时发现她躺在床上默默地流泪，此时护士的最佳反应是（　　　）

　　A. 佯装没看见

　　B. 悄悄离开病房

　　C. 静静地坐在床旁陪陪她

　　D. 试着让患者说出伤心的理由

　　E. 说一些让患者开心的事情

二、实践题

　　按班级人数平均分组，设计从患者入院到出院的场景，角色扮演，分别进行护士语言文明、规范性、技巧性训练，请教师评价，选出最佳同学。

（邵玉净　闫　宁　强　军）

第9章 护理工作中的非语言沟通

非语言沟通是人们运用表情、手势、眼神、触摸等方式，以他人的空间距离为载体进行的信息传递，是人际沟通的重要方式之一，是语言沟通的重要补充。在语言沟通中，人们有时会把所要表达的真实意向和情感隐藏起来，经过理性加工后表达出来的语言往往不能率直地表露一个人的真正意念，甚至可能出现"言不由衷"的现象，而非语言的作用或效果在很多情境下甚至能超越语言，表现得更加真实、更能触动人们的内心。美国口语传播学者雷蒙德·罗斯认为，在人际沟通中，人们所得到的信息总量中，只有35%是语言符号传播的。因此护理工作中，护士需要具有敏锐的洞察力，获取准确的信息。

第1节 非语言沟通的基本知识

案例9-1

护士在为一名严重烧伤患者插鼻饲管时，发现患者双眉紧锁，表情痛苦，头偏向对侧，拒绝插管。于是护士将这一情况及时报告医生，经检查发现患者有呼吸道烧伤，患者因鼻饲管刺激鼻黏膜感到不适和疼痛，因此不配合操作。

问题：该护士通过哪些非语言沟通方式发现了患者的异常？

一、非语言沟通的概念与特点

（一）非语言沟通的概念

1. 非语言沟通　是人们运用表情、手势、眼神、触摸、空间、时间等非语言符号传递信息、交流思想、表达情感的社会活动。

2. 护理非语言沟通　是指护士与患者之间通过非语言信号进行的信息交流。

非语言沟通是语言沟通的重要补充，在语言不通时，人们用肢体语言也能完成基本的交流，在很多情境下其作用或效果甚至能超越语言，更真实、更能触动人们的内心。在护理工作中，护士要善于观察和理解患者的非语言行为，从患者的面部表情、身体姿态等信号中获取真实信息。特别是某些特殊情况下，患者不具备语言表达能力，如气管切开的患者、不会说话的婴幼儿，有经验的护士可以从他们的非语言行为来确认他们的需求和病情变化。

（二）非语言沟通的特点

1. 广泛性　也叫普遍性，是每个人都具有的能力。非语言沟通的应用是极为广泛的，即使在语言差异很大的情境中，人们也能实现有效沟通。

2. 差异性　非语言沟通的运用，在很大程度上受历史、文化、种族、地域等影响，形成了很大差异。

3. 持续性　在一个互动的环境中，自始至终都有非语言载体在自觉或不自觉地传递信息。

4. 情境性　在不同情境中，相同的非语言符号表示不同的含义。例如，挥手在不同的情境中可以是"否定"，也可以是"再见"。

5. 共同性　无论哪个国家、民族都可以用同样的非语言沟通方式表达同一情感。例如，高兴，几乎都可以用笑来表达。

6．协同性　现实中的非语言符号大多是协调一致地传递的。当你为迷路者指示路径时，你的眼睛、表情、身体也会随着手臂的指向配合行动。

7．真实性与及时性　是指非语言符号能够表露、传递信息的真实意思。非语言信息有时是未经思考就立即做出的习惯性动作和条件反射，这一反应是无意识或下意识而自然表现出来的动作情态符号。

二、非语言沟通的类型与作用

（一）非语言沟通的类型

1．动态语　即体态语言，是以身体动作表示意义的沟通形式，包括头语、面部表情、手势语、身体语言、人体触摸等。

2．静态语　是指以空间环境、时间控制及仪表服饰等一些处于相对稳定状态的信息传递。它可反映人的思想感情和文化修养的外在气质，也是人们保持良好风度和素养的关键所在。

3．类语言　是指有声而无固定意义的语言外符号系统，它是功能性发声，不分音节而发出的声音。例如，哭声、笑声、哼声、叹息、咳嗽、掌声及各种叫声，都属于类语言交际符号。

4．辅助语言　又称副语言，指言语的非词语方面，包括语速、音量、音质、声调、节奏等要素。

（二）非语言沟通的作用

1．补充作用　亦称为辅助作用，它可加强语言的分量，使语言的表达更加准确和深刻。

2．替代作用　是指以非语言符号代替语言符号传递信息。例如，交通警察指挥车辆，以及向远处朋友挥手示意等，都是用非语言的形式来代替语言的表达。

3．强调作用　非语言符号不仅可以在特定情况下替代有声语言，发挥信息载体作用，而且还能强化有声语言信息的传递效果。例如，在表达"我们的明天会更加美好"时，提高语调，同时双手向前有力地伸展，增加了说话的分量，体现出决策者的决心和力度，也充分调动听众的情绪，产生共鸣的效果。

4．否定作用　是指对语言符号所传递信息含义的否认。生活中，因"言行不一"而导致"泄露天机"的情形是常见的。例如，对危重患者说："你会好起来的，安心治疗吧。"而患者通过"察言"、"观色"，收到的非语言符号传递的信息与语言沟通发生矛盾时，就会对语言的表述产生怀疑并否定。

5．重复作用　是指以非语言符号重述语言符号以引起对方注意所传递的信息。例如，在告别时说"再见"并挥手。

6．调节作用　是指用非语言符号来协调和调控人与人之间的言语交流状态。例如，你在受到批评时，往往会低头、玩弄手指或摆弄衣角，以此来缓解窘态。

案例 9-1 分析

该护士主要通过观察严重烧伤患者的面部表情和头语，发现了异常情况。如果护士仅仅依靠语言沟通的方式与患者交流，很可能会错失抢救患者的时机，造成不良后果。

✎ **护考链接**

声带手术后患者双手合十向护士表示感谢，属于非语言沟通的哪种作用（　　）

A. 补充作用　　　　B. 替代作用　　　　C. 否定作用

D. 重复作用　　　　E. 调节作用

分析： 替代作用是指以非语言符号代替语言符号传递信息。应选 B。

第2节　护理工作中的非语言沟通

一、仪　　表

俗话说，相由心生，衣如其人。仪表是非常重要的非语言沟通，主要体现在仪容、服饰、仪态、修饰等方面。

（一）仪容

1. 化妆　在人际交往中，进行适当的化妆是必要的。护士在工作时按照自然仪容要求修饰头面部后，应提倡"淡妆上岗"，这既是维护护士的形象，也是对患者的尊重，切忌蓬头散发、浓妆艳抹。

2. 表情　表情是人类面部的感情，是人类情绪、情感的生理性表露。在人际沟通过程中，最容易被沟通双方观察到的区域莫过于人的面部。

（1）微笑：护士表情亲切自然，特别是微笑服务，可使患者有愉快和安全之感，进而缩短了护患之间的距离，有利于沟通的开展。在运用微笑传情达意时，要注意真诚、得体、自然、适宜。

（2）眼睛：眼睛可以接收对方表达的信息，眼神可以表达和传递情感。护士可以通过观察患者的面部表情，了解患者的身心状况；也可以通过温和的眼神使新入院的患者消除顾虑。

眼神表达信息主要是通过注视的部位、角度、方式、时间、变化来完成的。护士与患者交流时，注视患者的角度最好是平视，表示平等，与患儿交谈时可采取蹲式；注视的部位以双眼至唇心的倒三角区为主；目光接触时间不少于交流时间的30%，也不要超过60%，表示友好与重视。

（二）服饰

在人际沟通中，服装表现出自己的审美情趣，表现出对他人的态度，同样一个人，穿着打扮不同，给他人留下的印象就不同，就会产生不同的影响。护士被誉为白衣天使，护士的仪表，应以庄重、典雅为美，得体的穿着和打扮传递着对患者的尊重，展示着护士群体的整体素质及美感，塑造护士职业的美好形象可使患者产生安全感、信任感。

（三）仪态

仪态是一个人在日常生活中身体所呈现出来的姿态与风度，包括行为举止、神态表情等，是一个人性格、气质、情趣、德才、学识、礼貌、修养的外在综合体现。

仪态会流露出个人的态度，护士与患者沟通时，既要注意自己的非语言符号传达给对方的信息；又要细致地观察患者的非语言行为，体会其所要表达的真实感受，从而加强护患之间的有效沟通。例如，护士与患者沟通时，身体略微前倾的沟通站姿，表示热情与友好；倾听时关注患者表示友好与重视；告诉患者功能训练时，适当地使用示范动作来补充语言的不足，能使患者更快地理解护士的要求，起到配合治疗的作用。相反，若护士在收集新入院患者资料时，腿不停地乱抖、眼睛不住地左顾右盼，患者会感到不高兴，因为这些无声的语言传出的信息是对患者不尊重、不礼貌。因此，护患沟通中要注意自己的非语言行为，使之符合人际交往的行为规范。

二、触　　摸

触摸是非语言沟通的一种特殊形式，也是护理评估和诊断健康问题的重要手段，是治疗护理的一部分，包括抚摸、搀扶、依偎、握手、拥抱等。

（一）触摸应用的意义

1. 有利于儿童生长发育和治疗疾病　根据临床观察，常在母亲怀抱中的婴儿生长发育较快，睡眠好，很少哭闹，抗病能力强。相反，如果缺少这种皮肤上的触摸，孩子处于"皮肤饥饿"状态，就可能造成孩子食欲减退，烦躁不安，智力下降，性格缺陷，甚至出现行为异常，如孤僻、攻击性强等。

2. 有利于改善人际关系　人类对于友善的触摸不仅能产生愉悦的心理，而且会对触摸对象产生依赖。研究表明，许多人在病中或遇到麻烦时，会仅仅由于他人把手放在自己身上而感到安慰和舒适些。在人际沟通过程中，双方在身体上相互接受的程度，可以反映双方在情感上相互接纳的水平。

3. 有利于传递各种信息　如护士触摸高热患者的额部，传递的是护士对患者的关心和对工作负责的态度。

（二）触摸在护理工作中的应用

1. 体格检查　护士对患者进行健康评估时，触摸患者的包块，了解包块的大小、活动度等。

2. 心理支持　触摸是一种无声的安慰和重要的心理支持方式，可以传递关心、理解、体贴、安慰等。例如，产妇分娩时，抚摸产妇的腹部、握住产妇的手，可以使其感到安慰、增强信心、减轻疼痛，有利于顺利分娩。

3. 辅助疗法　触摸可以激发人体免疫系统，使人的精神兴奋，减轻因焦虑、紧张而加重的疼痛，有时还能缓解心动过速、心律失常等症状，具有一定的保健和辅助治疗作用。

（三）注意事项

适当的触摸可以建立良好的护患关系，也可以缓解患者紧张的情绪。但应注意：①根据患者性别、年龄、病情等特点，采取患者易于接受的触摸方式；②根据沟通双方关系的程度，选择恰当的触摸方式；③根据沟通的场景选择不同的触摸方式；④根据不同的文化背景选择恰当的触摸方式。因此，护士在运用触摸的问题上应保持敏感和谨慎，特别是对年龄相近的异性患者。

三、距　离

在人类交际活动中，"距离"这个词有两层含义：一是心理距离；二是空间距离，两者相辅相成。一般来说，心理距离越近双方关系越好，交际时的空间距离也就越近；反之，心理距离越远双方关系越差，交际的空间距离也就越远。美国人类学家爱德华·霍尔将日常生活中的人际距离分为以下四个层次。

1. 亲密距离　空间距离在 0~0.46m，属于非常亲密的人之间的交往区域。生活中适用于父母、子女、情侣之间，护理工作中常用于护理人员进行某些技术操作时（图9-1）。

2. 私人距离　空间距离在 0.46~1.2m，也称个人距离、熟人距离，此距离也是比较亲近的距离。适应于亲朋好友、同学、同事、患者与医护人员之间的交谈。护理工作中常用于与患者的交谈中，利于更好地收集病情资料（图9-2）。

3. 社交距离　空间距离在 1.2~3.6m，属于正式场合和公务场合的交往距离。双方用语言、目光、表情、手势等方式交往，说话的音量比亲密距离和私人距离交往时所需要的音量要大一些。护理工作中主要用于小型会议、交接班、会诊等（图9-3）。

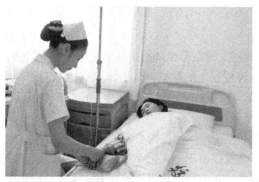

图9-1　亲密距离

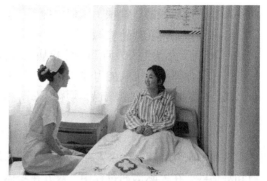

图9-2　私人距离

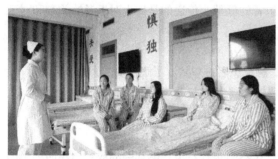

图9-3　社交距离

4. 公众距离　空间距离在3.6m以上，是公众场所保持的距离。例如，演讲、做报告、讲课等，护理工作中常用于护士知识讲座等。

护士在日常治疗和护理工作中，应根据护理内容，有意识地控制及调节和患者之间的人际距离，根据患者的年龄、性别、人格特征、文化教养、病情需要及与患者的沟通层次，调节适合的人际距离，从而体现出对患者的关心、尊重和礼貌。

四、辅 助 语 言

辅助语言，又称副语言，指的是语言的非语言部分，包括语速、音量、音质、声调、节奏等要素。人们借助于声音的轻重缓急来表达自己错综复杂的思想和情感，给语言沟通赋予深刻而生动的含义。

1. 语速　即说话的速度，速度过快给人一种急迫感，如紧急抢救患者时，医护人员的对话往往很精练，语速很快。当抢救成功后，患者生命体征平稳，护士与家属交代病情时，语速就应减慢，避免营造紧张氛围，但也不应过慢。

2. 音量　指说话人声音的高低、强度的大小。声音的高低，反映人的情绪，也可以反映紧张的程度。通常，高昂的声音，如果尖锐响亮，提示感情愤怒而无法发泄，使人感到紧张不安，同时影响休息与睡眠；音量过小，提示身体虚弱或自信心不足，也影响沟通效果。

3. 音质　是声带通过共鸣器发生变化和变调的产物，是传递信息的一种非语言符号。人们在不同的情绪支配下，说话的声音便有所不同。人们用耳就可辨别出是深受感动的声音还是克制愤怒的声音。同时音质还提示个人健康与否，如术后声音嘶哑。

4. 声调　指一句话中所强调词语的声调。在交际过程中，同一句话，其声调不同，所表达的意义就有着很大差别。

✎ 护考链接

护士给患者进行健康宣教时，为达到良好效果，采取（　　）较为适宜。

A. 亲密距离　　　　　B. 私人距离　　　　　C. 社交距离

D. 公众距离　　　　　E. 任意距离

分析：私人距离为0.46～1.2m，该距离使双方较为接近，感到自然。应选B。

第3节 护理工作中非语言沟通的原则与禁忌

一、非语言沟通的原则

案例 9-2

产科病房里，护士小张为2床孕妇测完胎心刚要离开，1床孕妇喊了一声："呀，我怎么尿床了。"小张立即转身轻轻按住1床孕妇的肩膀，神色平静，提醒她不要起身，先躺好，随即拿来pH试纸检测流出液体的酸碱性。当发现是偏碱性时，小张马上将孕妇安置头低足高位，按床头呼叫器，请护士站其他护士呼叫主管医生；同时，拍拍孕妇的手轻声安慰她不要紧张，保持这样的体位，不要下床，医生和护士马上会来帮她的。

问题：小张的做法主要体现了哪一种非语言沟通的原则？

1. **通俗准确**　眼神、表情、姿态等的含义和感情色彩，有些是人们约定俗成的，有些则是特定场景规定的，有一定的时空范围。同样一个体态动作，在不同民族、不同国度、不同时代，可以代表不同的含义，所以使用时需因时、因地、因人准确选择，正确表达。

2. **协调自然**　非语言符号和语言符号的表情达意应该保持同步、配合默契，如果两者不协调，则给人虚假的感觉。

3. **适度温和**　非语言符号要做到得体、高雅、符合大众的审美心理，就要掌握适度的原则。

4. **灵活应变**　护理工作中常会碰到一些突发事件，如自己讲话失态、结果出乎意料、周围环境出现了没有考虑到的因素等，这些都可以运用非语言沟通摆脱困境。

二、非语言沟通的禁忌

1. **禁忌的姿态语**　常见禁忌的姿态语有易于误解的手势、不文明的举动、不稳重的姿势、失敬于人的姿态（具体内容见第5章）。

2. **禁忌的情态语**　常见的禁忌情态语有高傲、冷漠、厌烦和嘲笑他人的非语言表达形式。同时交谈时，禁忌失礼的眼神或不合时宜的微笑。例如，禁忌眼睛一直盯着对方尤其是对异性，或是左顾右盼及不恰当的笑，或是告知悲惨信息时面带微笑。

3. **禁忌的触摸语**　异性间在公共场合中过多的身体接触是一种轻浮表现，会引起多数人的反感。不顾场合、不分男女、不看长幼、不顾身体部位的触摸是非语言沟通的"禁地"。

4. **禁忌的空间语**　每个人都有自己的私人空间，禁忌介入他人空间的窥探行为，这是一种侵犯隐私的不道德举动。同时，遇事不顾场合、不分男女、不看长幼、不管远近的举止，都会惹人讨厌，使人感到不安。

5. **禁忌的标志语**　禁忌不符合身份、地位、职业、场合的着装打扮，不合时宜的说笑、打闹等行为举动。它会给人以不舒服的感觉，甚至引起人们的反感、鄙夷和不屑。

6. **禁忌的辅助语**　禁忌同言语不一致的辅助语言。例如，表示欢迎时声音低沉，会让人感到陌生局促；表示悲痛时声音却带着笑，会让人听着便有一种心口不一的感觉，有时还会使人毛骨悚然。

案例 9-2 分析

护士小张发现孕妇胎膜早破，沉着应对，体现了非语言沟通中灵活应变的原则，从而起到安抚孕妇、协助医生诊断、控制病情发展的良好效果。

小　结

非语言沟通对人们的日常行为、动作姿势、时间空间、穿着打扮等方面有具体明确的要求，经过长期应用、约定俗成的要求逐渐成为人们普遍遵守的行为准则。护士在日常的工作中要规范自己的非语言行为，给患者留下美好的印象。

自测题

一、选择题

A_1型题

1. 非语言沟通的特点不包括（　　）

A. 广泛性　　　　B. 差异性

C. 协同性　　　　D. 有意识的行为

E. 及时性

2. 以下不属于非语言沟通的一项是（　　）

A. 头语　　　　　B. 面部表情

C. 发短信和电子邮件

D. 手势语　　　　E. 触摸

3. 当一个人的语言行为和非语言行为发生矛盾时，我们更倾向于相信非语言行为，这是因为非语言行为有（　　）

A. 补充作用　　　B. 替代作用

C. 强调作用　　　D. 否定作用

E. 重复作用

4. 社交距离要求人与人交往中距离保持在（　　）

A. 0.5m　　　　　B. 1m

C. 2m　　　　　　D. 3.6m

E. 3.6m 以上

5. 下列哪种说法是错误的（　　）

A. 副语言指的是语言的非语言部分，包括语速、音量、音质等声音要素

B. 语速是指说话的速度

C. 音量指说话人声音的高低、强度的大小

D. 音质是声带通过共鸣器发生变化和变调的产物

E. 音重指一组词的升降调，表示该句子是问句还是陈述句

6. 下列哪项不是非语言沟通的原则（　　）

A. 通俗准确　　　B. 协调自然

C. 适度温和　　　D. 庄严肃穆

E. 灵活应变

A_2型题

7. 男护士小杨在病房护理一位 18 岁的女性高中生患者时，为了安慰她，拉住她的手轻轻抚摸其手背，引起患者反感，是因为（　　）

A. 护士不允许与患者有身体接触

B. 护士触摸患者的时间不合适

C. 护士触摸患者的地点不合适

D. 护士触摸患者的力度不合适

E. 护士触摸同龄异性患者时应慎重

8. 小王是个很积极主动的护士，但是患者跟护士长反映不太喜欢小王护士来给自己做护理，有压迫感，你认为问题主要出在（　　）

A. 静脉输液穿刺时握住患者的手

B. 卫生宣教时距离患者 0.3m

C. 询问过敏史时距离患者 1m

D. 交接班时距离患者 1.5m

E. 糖尿病健康讲座时距离患者 4m

二、思考题

1. 非语言沟通体现在哪些形式上？

2. 非语言沟通禁忌有哪些？

（刘　林　张文岚）

第10章 护理工作中的交往沟通

在护理活动中存在着许多人际关系，如果处理不好这些关系，将会影响护理工作的质量、医院的声誉、精神文明的创建，甚至社会的稳定。在护理工作的众多人际沟通中，最重要的是护患之间的交往沟通和同事之间的交往沟通。

第1节 护患交往沟通

一、护患关系

案例10-1

李先生，56岁，因"急性胃穿孔"住院。当天晚上，医生为他做了手术。第二天护士小王为患者更换床单时，李先生问："护士，我什么时候可以吃东西？""放屁！"护士小王果断地回答。李先生听到护士无缘无故侮辱自己，十分气愤。患者强忍不悦，又追问了一句："不好意思，我想问问我什么时候可以吃东西？""放屁！"护士小王再次毫不犹豫地回答。患者非常气愤地向医院相关部门投诉了这位护士。

问题： 影响护患关系的因素是什么？

护患关系是指在特定的环境中，护士通过医疗、护理等活动与患者建立起来的一种专业性、短暂性的人际关系，是护理实践活动中最主要的一种人际关系。

（一）护患关系的发展过程

护士从患者入院开始接触患者到患者出院的过程是护患关系建立与终止的过程。这是个动态发展的过程，一般分为初始期、工作期和结束期三个阶段。

考点：护患关系的发展过程

1. 初始期　是护士和患者的初识阶段，是护患之间相互了解、建立信任关系和确认患者需要的阶段。在这一阶段，护士良好的仪表、和蔼的态度、详细的介绍会减少患者的焦虑与恐惧，增加安全感，给患者留下良好的印象。

2. 工作期　是护士为患者实施治疗护理，落实护理措施的时期；必须建立在护患间彼此信任的基础上，否则患者会有压力感。在这一阶段，护士以整体护理思想为指导，运用护理程序的工作方法和精湛的护理专业技术对患者进行全方位护理，帮助患者解决已经确认的生理、心理、社会、精神、文化等多层面的健康问题。工作期是护患关系的主要阶段，也是最重要的阶段。

3. 结束期　患者病情好转或基本康复，已达预期目标，可以出院休养，护患关系转入终结阶段。此期工作重点是护患双方共同评价护理目标的完成情况，并根据患者尚存的问题或可能面临的新问题制订相应的对策。护士应做好出院指导，交代出院后的注意事项。

患者在住院期间，护士在做好护理工作外，应注意自身的礼仪修养，促进护患关系的和谐发展。

（二）护患关系的性质和特点

考点：护患关系的性质和特点

在护理工作中，护士与患者之间通过提供护理服务和接受护理服务形成一种工作性、专业性、帮助性的人际关系。

护患关系具有一般人际关系的普通特点，与其他人际关系相比，它还具有自己的特性，主要有以下几个方面。

1. 护患关系是帮助性人际关系　护患关系是帮助系统与被帮助系统的关系，在医疗护理服务过程中，护士与患者通过提供帮助和寻求帮助形成特殊的人际关系。护士在患者无法满足自身需要时，帮助患者解决困难，克服病痛。例如，为昏迷患者做口腔护理。

2. 护患关系是专业性互动关系　护患关系不是护患之间简单的相遇关系，而是护患之间相互影响、相互作用的专业性互动关系。护士和患者由于知识、态度、情绪及阅历等多方面的差异，直接影响护患双方的沟通和护理效果，所以护患关系要达到双方对健康问题产生共识，就必须有双方的互动。护患双方专业性的相互作用、相互影响构成了护士与患者的关系。

3. 护患关系是一种治疗性的工作关系　护士作为专业帮助者，应以患者为中心，以满足患者的需要为目的。治疗性关系是护患关系职业行为的表现，是一种有目标、需要认真促成和谨慎执行的关系，并具有一定的强制性。

4. 护患关系的主导者是护理人员　虽然护士和患者应该是平等的人际关系，但是由于专业和职业的特殊原因，表现出不对等的相互关系。作为护理服务的提供者，护士在护患关系中处于主导地位，其言行在很大程度上决定着护患关系的发展趋势。因此，一般情况下，护士是促进护患关系向积极方向发展的推动者，也是护患关系发生障碍即不良后果主要责任的承担者。

5. 护患关系的实质是满足患者的需要　护士掌握着帮助患者恢复健康的知识和技能，通过提供护理服务满足患者需要，这是护患关系区别于一般人际关系的重要内容，但仅限于合理的需要。

考点：护患关系的模式

（三）护患关系的模式

护患双方在共同建立及发展护患关系的过程中，一般根据护患双方所发挥的主导作用、主动性及感受性等因素的不同，可以将护患关系分为以下三种基本模式。

1. 主动-被动型　其特点是"护士为患者做护理、治疗"，模式关系的原型为母亲与婴儿的关系。在此模式中，护士处于专业知识的优势地位和治疗护理的主动地位，而患者处于服从护士护理和安排的被动地位。适用于不能表达主观意愿或不能与护士进行沟通交流的患者，如意识不清、休克、新生儿等。

2. 指导-合作型　其特点是"护士告诉患者应该做什么和怎么做"，模式关系的原型为母亲与儿童的关系。在此模式中，护士以"指导者"身份出现，根据患者的病情对患者进行健康教育和指导，患者处于"满足护士需要"的被动配合地位。适用于急性病和外科手术后恢复期的患者。

3. 共同参与型　其特点是"护士积极协助患者进行自我护理"，模式关系的原型为成人与成人的关系。在模式是以合作为导向的新型护患关系，以健康为中心，为患者提供合理的建议和方案，患者积极配合，双方共同承担风险，共享护理成果。适用于具有一定文化知识的慢性病患者。

✎ 护考链接

　　患者，男，30岁。半小时前因汽车撞伤头部入院，入院时已昏迷。对于此患者应采取的护患关系模式是（　　）

A. 主动-被动型　　　　B. 被动-被动型　　　　C. 主动-主动型

D. 指导-合作型　　　　E. 共同参与型

分析：昏迷患者不能表达主观意愿，不能与护士进行沟通交流。应选A。

考点：护患关系的影响因素

（四）护患关系的影响因素

护理人员与患者接触机会最多，关系最密切，同时护患之间最容易发生冲突，从而影响护患关系的发展。护患关系的影响因素主要有五个方面。

1. 信任危机　信任是建立良好护患关系的前提和基础，而赢得患者信任的重要保证是良好的服务态度、认真负责的工作精神、扎实的专业知识和娴熟的操作技术。

2. 角色模糊　个体对自己充当的角色不明确或缺乏真正的理解。在护患关系的建立和发展中，如果护患双方中任何一方对自己所承担的角色功能不明确，如护士不能积极主动地为患者提供帮助，或患者不积极参与康复护理等，均可导致护患关系紧张。

3. 责任冲突　护患双方对对方的期望值过高，护士期望患者服从安排，患者期望护士技艺高超。双方不了解自己所应负的责任和应尽的义务，双方期望达不到满足时，引起冲突。护患之间的责任冲突主要表现为两个方面：一是对于患者的健康问题应该由谁承担责任；二是对于改变患者的健康问题该由谁负责。胸部术后的患者，为防止术后发生肺部感染，护士要求患者配合做有效咳嗽，但患者因伤口疼痛，拒绝配合，只想依赖治疗解决问题，为了避免冲突，护士应与患者积极沟通，发挥主导作用，说服患者配合并早日康复。

4. 权益差异　护士和患者都有相应的权益。寻求安全而优质的健康服务是患者的正当权益。但由于大多数患者并非医护专业人员，缺乏医护专业知识，被迫依赖医护人员来维护自己的权益。护士处于护患关系的主动地位，在处理护患双方权益争议时，容易倾向于自身利益和医院的利益，忽视患者的利益。如果医护人员忽视患者的权利，不注重技术及心理的安全性，就容易引发护患冲突。

5. 理解差异　理解是护患信任关系的基础。由于护患双方在年龄、职业、文化程度、生活环境等方面的不同，在交流沟通过程中容易产生理解差异，从而影响护患关系。例如，一位"阑尾炎"患者预行阑尾切除术，医务人员要求患者禁食，患者将"禁食"理解为"进食"，将引起不良后果。

（五）建立良好护患关系的策略

护患关系融洽有利于护理工作的顺利进行，护士在护患关系中起着主导作用，具有不可推卸的责任。在实际工作中，护士应该做到以下几点。

1. 加强自身素质　提高自身职业修养和专业技能，尊重患者，给患者以安全感，从而建立良好的护患关系。

2. 明确护士角色　护士要全面理解、准确认识自身的角色功能，认真履行护士的责任和义务，使自身的言行符合患者对护士的角色期待。

3. 帮助患者认识自己的角色　护士应根据患者的年龄、文化程度、职业、病情等特点，了解患者对自己角色的认识，为患者提供疾病相关信息，应用人文护理技巧增强患者对护士角色功能的认识，帮助患者尽快适应患者角色，有利于良好护患关系的建立。

4. 主动维护患者的合法权益　护士应积极主动维护患者的合法权益，与患者建立友好的信任关系。

5. 减轻或消除护患之间的理解分歧　护患沟通时，应注意内容的准确性、完整性、通俗性及针对性，根据患者的实际情况选择恰当的沟通语言，并确保理解一致。

案例 10-1 分析

案例中护士虽然将"排气"解释成通俗易懂的"放屁"，但患者按照自己的方式理解为骂人的话，所以本案例中影响护患关系的原因是护士小王的语言结构不完整，引起了理解分歧。

二、护患交往的基本原则

（一）尊重患者

护理人员要尊重患者的人格和权利。尊重人格，即尊重患者的个性心理，尊重其作为社会人员应有的尊严，如遇到性传播疾病时，不能因疾病歧视患者，更不能因疾病否定患者的人格。尊重权利，即尊重患者获得及时医疗护理的权利，以及知情权、选择权、隐私权等。其中患者隐私权越来越受到重视。因此，护理人员在尊重患者隐私方面应注意以下几点。

1. 选择合适的地点　若谈话的内容涉及患者的隐私，应选择安静、有保护性的房间。对于隐私性较强的病例讨论，应安排在单独的房间进行。

2. 保护患者的身体隐私　如在病房为患者进行暴露操作，应拉上围帘，请其他人员回避，尽量减少患者躯体的暴露，体现对患者的尊重，必要时可在治疗室进行。给异性患者做检查需有第三人在场。

3. 保守患者的信息秘密　任何信息资料均属个人隐私，如病情、信件等。因此，不得打探非必要的个人隐私；在非治疗护理区域不要随意讨论患者资料，不要将患者资料作为茶余餐后谈论的话题，更不能向与治疗、护理无关的人员谈及。

（二）举止文明

护理人员的行为举止，往往直接影响到患者对他们的信赖和治疗护理的信心，尤其是护患初次接触时，护理人员的仪表、举止、风度等是形成"第一印象"的主要内容。所以护理人员的举止要落落大方，着装端庄，面部表情自然，谈吐礼貌，温文尔雅。切忌浓妆艳抹、恶语伤人、在公共场所嬉笑打闹，在与异性接触时更应注意自己的言行举止。

（三）诚实守信

护理人员在与患者交往的过程中，要做到诚实守信，认真履行护理人员的神圣职责，只有这样才能取得患者的真正信赖，建立起良好和谐的护患关系。护理人员向患者承诺的事情，要想方设法兑现，认真完成，要诚信于人。对患者的承诺，必须视病情的需要与实际的可能，不能信口开河，随意许愿。

（四）快速高效

护理工作是治病救人，抢救患者生命是一场争分夺秒的战斗，赢得了时间就是赢得了生命。任何怠慢迟疑、优柔寡断都会延误抢救的时机，危及患者生命。

（五）共情帮助

共情是从对方的角度出发，用对方的眼光看问题，从对方的角度去感受、理解他人的感情。共情是把自己摆在对方的位置上，去体会对方的内心世界，提出"如果是我，该怎么办？"这类问题。在护患交往中护士多表达共情，可以使患者减少被疏远和陷于困境的孤独感，使患者感到护士能理解他，护患之间产生共鸣，促进护患关系的良好发展。

三、治疗中的护患沟通

（一）与不同年龄患者的交往沟通

1. 护士与患儿的沟通　患儿常把护士看成是带来"疼痛"的人，这使得护士与患儿的交往沟通存在一定的困难。所以，护士与患儿交流时要注意三个方面。①语言技巧：面带微笑、声音柔和，语言生动，浅显易懂；②检查技巧：动作轻准，以免引起患儿恐惧；③尊重患儿：在征得患儿家属的同意后，多鼓励、赞扬，不能哄骗。

2. 护士与青少年患者的沟通　青少年患者有较强的自尊心和个性特点，易表现出烦躁不安与不配合等现象。为取得他们的信任，护士应：①尊重患者，了解其心理特征，用商量的口吻进行交谈；②语言真诚、肯定，让他们觉得选择来这里是正确的；③掌握分寸，特别是异性患者，注意避免过分热情。

3．护士与中年患者的沟通　中年人虽然在思想和心理上很成熟，但对现实有自己的见解。他们是家庭、单位的骨干力量，此时他们急躁、矛盾，不愿离开家庭和工作单位，即使住院，也是急于出院。护士应理解对方，必要时给予心理疏导和劝解，使其合理调整工作与休息时间，促进康复并预防疾病的复发。

4．护士与老年患者的沟通　老年人生理功能衰退，心理上具有孤独、不安、悲观、爱猜疑等特点；具有较强的自尊心；喜欢追忆往事，炫耀年轻时的成就。护士与老年患者沟通时，要注意老年患者的一般生理特点和心理特点，沟通交往的过程中要注意：①有耐心，尊敬理解，友好和善；②多使用敬语、谦辞，用合适的称呼表示对老年患者的尊敬；③充分发挥体态语的作用，并辅以适度的表情。

（二）与不同情绪患者的交往沟通

1．哭泣的患者　患者哭泣表明其处于悲伤的情绪中，护士应鼓励发泄而不是阻止他，哭泣是一种对健康有益的反应。当患者因悲伤而哭泣时，如果过早地制止，则强烈的情绪无法释放，会导致患者用不健康的形式来发泄。所以，当患者哭泣时，护士最好能与患者在僻静的地方待一会儿，轻轻地安抚他，可以给他一块冷毛巾或一杯温开水。当患者哭泣停止后，护士可以运用倾听的技巧，鼓励患者说出原因。

考点：与不同情绪患者的交往沟通

2．抑郁的患者　抑郁的患者一般表现为反应迟钝，说话速度慢，注意力难以集中，伴随悲观情绪，或者很疲乏，甚至有自杀念头。当患者感觉自己对家庭、社会没有价值时，往往表现出抑郁，这时护士对患者的反应要多一点关注，交谈时注意态度要亲切、和蔼，多去关心体贴患者，提出的问题要简单，认真倾听，不要催促患者回答问题，鼓励患者主动说出自己的想法和感觉，使患者感受到关怀与重视，从而提高自我价值。

3．愤怒的患者　当患者害怕、焦虑或无助时常常表现出愤怒的情绪。护理人员应首先了解患者生气或愤怒的原因，其次是帮助患者平息愤怒情绪，并引导患者做些力所能及的体力活动，分散注意力，以另一种形式发泄出来。最主要的是不能以你自己的愤怒来对待患者的愤怒。

（三）特殊患者的交往沟通

1．与感觉障碍者的沟通

（1）与听觉障碍者的沟通：与听觉障碍的患者沟通时，护士需要充分利用声音、表情、身体姿态、口型及手语将信息传递给听觉障碍者，使患者利用残余听力和口型读话技能接收外来的信息，达到沟通和交流的目的。双方还可以备写字板、纸笔使用书面语言进行交流，切忌大声喊叫。

（2）与视觉障碍者的沟通：与视觉障碍者沟通时，护士要注意以下几点。①进行有声语言沟通，事先向对方告知自己的身份和所处的位置。②为患者提供任何服务之前，应向患者做详尽的解释；对于周围环境的声响，医务人员应及时加以说明，以免给患者带来恐惧情绪。③给予患者足够的反应时间，说话的语速应缓慢，语调要平稳，多给对方思考的时间，以使对方充分理解，再作回答，切忌催促患者，表现出不耐烦的情绪。④鼓励患者表达个人的感受，医务人员应尊重患者，在说话的语气、语调上体现出对患者的礼貌与尊重。与患者沟通时，要给患者表达负面情绪的机会。

（3）与失语患者的沟通：与失语患者沟通时，护士可以使用特定的肢体动作、手势语、图片、文字与其进行交流，以满足其心身需要，解决其实际生活困难。

2．与精神障碍患者的沟通

（1）与妄想患者的沟通：妄想是一种在病理基础上产生的歪曲信念，患者对此坚信不疑。在与妄想患者沟通时，应采取非评判的态度，避免提及妄想内容，更不能和他争辩是非或取笑患者。

对不同的妄想应采取不同的沟通手段,对夸大妄想的患者,医务人员不要与其争辩;对罪恶妄想、嫉妒妄想的患者,应注意加强心理疏导,防止意外;对钟情妄想患者,须保持严肃性,举止稳重,尤其是对异性患者,要尽可能避免与其单独沟通;对于被害妄想的患者,不要在患者面前窃窃私语,以避免引起不必要的麻烦。

（2）与有攻击性行为患者的沟通:精神疾病患者在幻觉、妄想的支配下,会出现冲动及攻击性行为。医务人员对于其攻击性行为应该态度平和,不与患者争论,避免言语刺激。要正确处理来自患者的攻击性行为,对于手持危险物有伤人企图的患者,医务人员可采取转移患者注意力的办法,将危险物取下,或选择患者最相信的人进行说服、诱导,原则上不可强行夺取以防意外。凡遇到患者冲动、伤人时,应尽量避免正面接触,应从侧面或者后面控制患者的冲动行为。

（3）与木僵患者的沟通:木僵患者意识清楚,医务人员切忌在患者面前随意谈论病情,要注意医疗保护性制度。对木僵患者应关心、体贴、同情、照顾,不可用言语刺激患者,而应通过表情、眼神、动作给患者以同情和关怀。做任何治疗护理应事先向患者解释清楚。

3. 与急危重症患者沟通　病情危重的患者,身体处于极度虚弱状态,应尽量少交谈,多用非语言行为传递信息。如果患者有交谈愿望时,语言应尽量精简,时间宜短。对无意识的患者,可以适当地增加刺激,如触摸患者,与患者交谈,来观察患者是否有反应。

四、护患沟通训练

（一）案例

1. 案例一　儿科病房内,患儿小明,男,4岁,在游乐场玩耍时不幸左上肢尺骨骨折,已经夹板固定并用绷带吊起。午睡时小明的妈妈接到单位电话,有一份重要文件锁在她的抽屉,她看儿子睡得正香,就跟护士打声招呼走了。小明睡醒后发现妈妈不在,哭了起来。

2. 案例二　内科病房内,患者王某,女,76岁,近3个月内,视物不清入院。患者对周围环境陌生,恐慌。

3. 案例三　外科病房内,患者刘某,男,52岁,化疗患者,护士小张进行静脉穿刺时一针没扎上,患者非常愤怒。

（二）训练要求

1. 仪表端庄　按照护士要求着装。

2. 语言规范　正确使用语言、非语言沟通技巧与患者沟通,安抚不同情绪、状态的患者。

3. 操作守礼　掌握护理操作中的礼仪要求,准确使用引导礼仪等。

（三）训练方法

1. 请同学分组设计具体情境,分角色扮演,分别谈谈直观感受。

2. 案例一情境设计模板（可自行设计场景语言与非语言行为）:

护士:"小明,阿姨给你讲个故事吧? 有一个小朋友,他可勇敢了,妈妈上班去了,他一个人待在病房……"（坐在患儿对面,帮他擦干眼泪,拉着他的小手,用温和的语调说话）

小明:（哽咽着）"阿姨,这个小朋友不害怕吗?"

护士:（拍拍他的小手）"有点害怕呀,不过他就掉了两滴眼泪,就不哭了,因为他知道妈妈是去上班了,下班马上就会来陪他。"

小明:"阿姨,那我妈妈去哪了? 也是去上班了吗?"

护士:（摸摸小明的头）"小明真聪明,你妈妈也是去工作,而且她说一下班就马上赶过来。"

小明:（已经露出笑容）"阿姨,我也勇敢,我要乖乖等妈妈。"（说着话,小明的妈妈已经回来了，小明高兴地扑到妈妈的怀里）"妈妈，我没哭，阿姨刚才给我讲故事呢……"

知识链接　　　　　　　　护士与患者家属的交往沟通

　　在患者生病过程中，患者家属是患者病痛的共同承担者、患者原有家庭角色功能的替代者、患者生活的照顾者、患者护理计划制订与实施的参与者、患者心理支持者。他们也会因为角色期望冲突、角色责任模糊、经济压力过重等因素，与护士发生冲突。因此，护士在与患者家属交往过程中，应注意：①尊重患者家属；②指导患者家属积极参与患者治疗、护理的过程；③体谅理解患者家属，提供心理支持，减轻家属的心理负担。

第2节　同事交往沟通

　　在以患者为中心的医护服务工作中，牵涉到多方人员的共同努力。医生与护士是服务的两大主体，他们之间关系和睦，有利于患者快速康复，维护医院形象。因此，护士必须遵循礼仪规范，正确面对与同事之间的关系，并正确交往，以创建和谐融洽的工作氛围。

一、医护间的交往沟通

　　医生与护士是工作上的合作伙伴，既独立又相互补充、协作，共同组成了医疗护理团体。虽然职责分工不同，但服务的对象和性质是一致的。近年来，随着医学的发展，特别是整体护理的实施，扩大了护理工作的范围，在工作中难免产生误解和矛盾，因此，掌握医护交往礼仪对建立融洽的医护关系尤为重要。

　　（一）医护工作模式

　　随着医学模式的发展，医护关系已由传统的"主导-从属"型向现代的"独立-协作"型转变。

　　1. 主导-从属型　由于受传统观念和生物医学模式的影响，医疗护理活动都是以疾病为中心，护理工作只是医生工作的附属，护士只是医生的助手。护士的工作就是机械的执行医嘱，相互之间是支配与被支配的关系，形成了主导-从属型医护关系模式。

　　2. 独立-协作型　随着人们对疾病和健康认识的改变，护理也从单纯地执行医嘱，发展到以人的健康为中心的系统化整体护理。护理学成了一门独立的学科，护士也从单一角色向多元化角色转变，形成了医护相对独立、各司其职、相互合作、共同发挥作用的工作模式。

　　（二）医护关系的影响因素

　　1. 角色心理差　长期以来受传统的主导-从属型医护关系模式的影响，部分护士对医生产生依赖、服从的心理，在医生面前感到自卑、低人一等。此外，也有部分高学历的年轻护士或年资高、经验丰富的老护士与年轻医生不能密切配合，均可影响医护关系的建立与发展。

　　2. 角色压力过重　护理人员在健康服务群体中有自己独立的角色功能，并在护理工作范围内承担责任。一些医院出现医护人员比例严重失调、岗位设置不合理、医护待遇悬殊等现象，这些都会造成护理人员负担过重、心理失衡、角色压力过重，使心理和情感变得脆弱、紧张和易怒，从而导致医护关系紧张。

　　3. 角色理解欠缺　医护双方对彼此的专业、工作模式、特点和要求缺乏必要的了解，特别是在专业快速发展和变革迅速的情况下，若双方缺乏沟通交流，导致工作中相互埋怨指责，从而影响医护关系的和谐。

　　4. 角色权力争议　医护根据分工，各自在自己职责范围内承担责任，同时也享有相应的自主权。但在某些情况下医护常常会觉得自己的主权受到对方侵犯，从而引起矛盾冲突。例如，当护理人员和医生对于医嘱有不同看法时，便会产生自主权的争议。医生认为医嘱是医生的事，医生会对此负责，无须护理人员干预；而护士则认为自己有权对不妥当的医嘱提出意见，医生不该拒绝。另外，当医生和护理人员对同一患者病情观点不一致时，或者当有经验的护理人员对缺乏经验的年轻医生的处理有异议时，都可能产生自主权争议。

（三）医护交往礼仪

在与医生交往时应遵循尊重同仁、举止文明、信守诺言、以诚待人、宽以待人、严于律己的原则。具体应做到以下几个方面。

1. 尊重医生，相互支持　医生与护士是平等合作的关系，医护双方要充分理解对方的工作特点，认识对方的作用，分清双方的责任，承认对方的独立性和重要性，支持对方工作。护士要尊重医生的专业自主权及专业特征，虚心向医生请教，认真执行医嘱，主动协助医生，对医疗工作提出合理的意见，不要出现高年资护士不尊重低年资医生的现象。医护双方相互尊重，相互支持，当医护间出现配合欠妥时，护士要主动谅解对方，协商解决。

2. 相互信任，真诚合作　医护间相互信任，真诚合作是建立良好医护关系的基础。医生的正确诊断与护士的优质护理相配合，是取得最佳医疗效果的保证。医护之间应彼此理解对方的专业特点，主动配合对方的工作，减少抱怨和指责，共同为医疗安全负责。

3. 主动宣传，避免矛盾　虽然医疗与护理关系密切，联系广泛，但并不是所有医生都了解护理专业的特点。随着护理专业的快速发展，新的护理模式、新的护理工作内容不断涌现，如按护理程序对患者进行护理过程中，需收集患者资料，书写护理病历，制订标准护理计划、健康教育标准，进行心理护理、护患沟通等工作内容，这些都要让医生了解，以得到工作上的支持和帮助。因此，护士须合理利用各种机会（科室例会、交接班、研讨会等），向医生介绍先进的护理技术和发展趋势及科室护理工作情况，使全体医护人员为了一个共同目标团结协作，互相帮助，互相支持，提高医疗护理质量。

4. 坚持原则，适当解释　医护人员在工作中面对治疗及护理问题时，所处的专业角色不同，常会产生不同的看法及意见，甚至争议，而解决这些问题的基本原则是保护服务对象的利益与安全。因此，护士应坚持原则，遇到问题不轻易迁就姑息，以诚恳的态度，选择合适的场合，耐心说明原因，做好解释工作。但需注意：①注意时间、场合，保持医生在患者心目中的"权威性"；②注意语言的表达方式，以询问和商讨的方式进行沟通，体现出对医生的尊重；③对有疑问的医嘱要查实后再执行，切忌把主观看法、埋怨、责怪等情绪流露在话语中，更不可挖苦讽刺。

二、护际间交往沟通

（一）护际关系的影响因素

（1）护理管理者与护士角色期望的冲突：由于护理管理者与护士出发点不同、需求不同，双方的期望和关注点也不相同。在工作中，往往因管理者过分关注工作的完成情况而忽略对护士个人的关心，或因护士过分强调个人困难而忽略科室工作等问题而产生矛盾。

知识链接　　　　　　　　　　　护理管理者与护士的相互角色期望

1. 护士管理者期望　护士管理者期望护士：①有较强的工作能力，能按要求完成各项护理工作；②护士能够服从管理，支持科室工作；③护士能够处理好家庭与工作的关系，全身心地投入工作；

④护士有较好的身体素质，能够胜任繁忙的护理工作。

2. 护士期望　护士期望护理管理者：①具有较强的业务能力和组织管理能力，能够在各方面给予自己帮助和指导；②能严格要求自己，以身作则；③能够公平公正地对待每一位护士，关心每一位护士。

（2）新、老护士关系的影响因素：新、老护士之间往往由于年龄、身体状况、学历、工作经历等方面差异，相互之间缺乏理解、尊重，从而相互埋怨、指责，导致关系紧张。

（3）不同学历护士关系的影响因素：不同学历的护士主要由于学历、待遇不同，产生心理上的不平衡，导致交往障碍。

（4）护士与实习护生之间关系的主要影响因素：一般情况下，护士与实习护生之间容易建立良好的人际关系。但是，当个别带教护士对实习护生态度冷淡、不耐心、不指导，就会使实习护生对带教护士产生厌烦心理；同时，如果实习护生不虚心学习、不懂装懂、性情懒散，也会使带教护士产生反感，从而引发矛盾。

（二）护际交往礼仪

1. 以诚相待，与人为善　以诚相待，与人为善是指真心诚意地对待他人，友好善意地与他人相处。这是人与人交往的基本规范和总体要求，也是护理人员处理人际关系的首要原则。

2. 互相尊重，取长补短　高年资护士在体力、精力上不如年轻人，但他们有着丰富的临床经验，办事稳重，分析解决问题能力强；年轻护士，有理想有热情，接受新事物快，有创新精神，但自控能力差，吃苦精神不强。年轻护士应多向高年资护士虚心学习请教，遇事多征求他们的意见；高年资的护士要看到年轻护士的长处，在护理实践中，带动年轻护士树立积极的工作态度；年轻护士之间也要相互帮助，相互成长；实习护士要向在岗的护士学习，提高自身能力。

3. 宽以待人，善于制怒　护理人员要严于律己，同时应具有宽广的胸怀和气度，对于别人的缺点和短处应持包容的态度。管理者要严于律己，以身作则，一视同仁，设身处地为护士着想，护士也应体谅护士长的艰辛。带教护士培养学生要从基础做起，不能过于苛刻，实习护士要在教师的监督下独立完成工作，以免发生差错事故，引起冲突。

4. 关心他人，团结协作　护理人员在工作、学习、生活中的相互支持和帮助，是圆满完成护理工作的前提。支持体现在对他人工作的肯定、鼓励和赞扬，对不正确观点和做法提出诚恳、善意的帮助；对工作中的难题协助解决，如管理者对护士的肯定、老护士对新护士的肯定、护士对护士的肯定、带教护士对实习护士的肯定等。

三、与同事交往的禁忌

1. 求全责备　同事相处，要避免在无原则的小事上纠缠不休。每个人都有自己的性格特点和处事方法，不必因他人的某些小缺点、小毛病耿耿于怀。

2. 挑拨离间　同事交往，要避免搬弄是非，有意无意调拨同事关系。

3. 态度冷漠　同事共事，要彼此关心、互相帮助，才能使关系更加融洽，工作更加顺利。切不可事不关己，高高挂起。

小　结

临床工作中，护士与患者、同事接触最多，处理好与患者和同事之间的关系有利于护理工作的顺利开展。在临床护理工作中，护士要与患者进行有效的沟通。通过沟通，护士可以取得患者的信任，获得患者全面的健康信息，为患者制订护理计划，解决患者的健康问题，使患者尽早达到健康的最佳状态；同时，护士要与同事进行有效的沟通，取得相互理解与支持。因此，与患者、同事进行有效的沟通是护士必须掌握的技巧。

自测题

一、选择题

A_1 型题

1. 在建立护患关系的初期，护患关系发展的主要任务是（　　）

A. 收集患者资料

B. 明确患者的健康问题

C. 为患者制订护理计划

D. 与患者建立信任关系

E. 解决患者的健康问题

2. 通常情况下，护患关系出现障碍时，主要责任者是（　　）

A. 医生　　　　　　B. 护士

C. 患者　　　　　　D. 患者家属

E. 护士和患者

3. 护患关系的实质是（　　）

A. 满足患者需求

B. 促进患者的配合

C. 规范患者的遵医行为

D. 强化患者自我护理能力

E. 帮助患者熟悉医院规章制度

4. 一位护士正在为一位即将出院的术后患者进行出院前的健康指导。此时护患关系处于（　　）

A. 准备阶段　　　B. 初始阶段

C. 工作阶段　　　D. 结束阶段

E. 熟悉阶段

A_2 型题

5. 患者，男，69 岁，大学教授。因高血压住院治疗。适合该患者的最佳护患关系模式是（　　）

A. 指导型　　　　B. 被动型

C. 共同参与型　　D. 指导-合作型

E. 主动-被动型

6. 患者，男，62 岁。文化程度低，胃癌术后。护士在探视时间与其进行交谈。交谈中，患者感到伤口疼痛，并很烦躁，患者家属轻轻安慰，但最终交谈无法进行下去而终止。针对该患者的特点，最佳的护患关系模式是（　　）

A. 指导型　　　　B. 被动型

C. 同参与型　　　D. 指导-合作型

E. 主动-被动型

7. 患者，男，30 岁。半小时前因脑出血入院，入院时已昏迷。对于此患者应采取的护患关系模式是（　　）

A. 主动-被动型　　B. 被动-被动型

C. 主动-主动型　　D. 指导-合作型

E. 共同参与型

8. 对于护患关系的说法错误的是（　　）

A. 护患关系是帮助性人际关系

B. 护患关系是一种治疗性的工作关系

C. 护患关系的主导者是护理人员

D. 护患关系的实质是满足患者家属的需要

E. 护患关系是专业性互动关系

9. 与视觉障碍的患者沟通时错误的是（　　）

A. 进行有声语言沟通，事先向对方告知自己的身份和所处的位置

B. 为患者提供任何服务之前，应向患者做详尽的解释

C. 给予足够的反应时间，说话的语速应缓慢

D. 鼓励患者表达个人的感受，医务人员应尊重患者

E. 少给对方思考的时间，催促患者表达想法

10. 护患良好沟通的意义下列哪项除外（　　）

A. 护士可以取得患者的信任

B. 获得患者全面的健康信息

C. 为患者制订护理计划

D. 解决患者的健康问题

E. 促进患者达到全面健康状态

11. 李护士工作中表现出色，王护士工作能力差，嫉妒李护士工作能力强，在言语上诋毁，引起相互间的矛盾冲突，双方解决矛盾不正确的方法是（　　）

A. 护士间应互帮互学

B. 护士间应取长补短

C. 团结协作，互相支持

D. 心胸宽广，情绪稳定

E. 自以为是，骄傲自满

12. 护士语言得体文明能优化护患关系，你认为下面哪种情况护士小张没有做到语言得体文明（　　）

A. 护理时使用商量的口吻

B. 用床号称呼患者

C. 对不配合的患者耐心引导

D. 所有患者一视同仁

E. 见到患者就说您好

二、实践题

分析以下案例，找出沟通中存在的问题，分组分角色扮演，排练情景剧，体验护理工作中的非语言沟通，请教师评价，选出最佳同学。

案例：小王是一名新上任的护士长，平时工作积极主动，办事效率高。这天刚上班，电话铃响了，小王一边接听电话一边记录，这时患者老李走到护士站，想要询问自己的病情，而小王接完电话又往外拨电话。好不容易等到打完电话，老李刚要准备跟她讲话，她头也不抬，一脸严肃地问他有什么事，老李刚要说，小王又忙着接听下一个电话。

1. 小王在对待老李的事情上有什么不妥？

2. 正确的处理方法应该是怎样？

（田　敏　陈旭东　刘　林）

第11章　护士工作礼仪

护士工作礼仪是护士在工作中应遵循的行为规范与准则。护士在工作时间，任何场合、任何情景下都应仪表端庄、妆容淡雅、表情自然、举止文雅、步伐轻盈、行动快捷。此外，不同工作场合的护士还应有其特殊的工作礼仪要求，如门诊、急诊、病区、手术室等不同的岗位或不同的工作场景，其礼仪要求的侧重点也不尽相同。

第1节　不同部门护理工作礼仪

> **案例 11-1**
>
> 患者王某，女，43 岁。因发热、腹泻、腹痛于内科门诊候诊，待诊期间突感腹部疼痛难忍，门诊护士发现后马上安排其提前就诊，排在后面的 5 名患者对护士的做法感到不满、不理解，导致候诊区一片嘈杂混乱。
>
> **问题：** 1. 门诊护士应如何协调突发病情变化的患者就诊？
> 　　　　2. 门诊护士如何取得其他患者的理解和配合？

一、门诊护士工作礼仪

考点：门诊护士工作礼仪要求

门诊是患者到医院就诊的第一站，是面向社会的窗口。门诊每天要接待大量来自社会各个方面的患者，门诊服务质量的好坏直接影响患者就医的满意度。门诊护士与患者及家属接触最早也最多，患者也将其视为医院的形象代表。因此，加强门诊护士的礼仪修养，塑造好医院的"窗口"形象就显得至关重要。

（一）门诊护士工作礼仪要求

1. 预检分诊处（导诊处）护士礼仪　导诊处护士负责信息咨询和预检分诊等工作。患者来院就诊，因疾病压力、对环境陌生和对工作人员不熟悉易产生恐惧和无助感，希望得到医护人员的尊重与重视。导诊护士应以患者为中心，应用自己敏锐的洞察力和规范的礼仪服务为患者提供细致入微的人性化服务。因此导诊护士是医院和患者之间的桥梁与纽带，其形象是医院形象最直接的宣传，也是医院护理服务水平的直接体现。因此要求导诊护士做到以下几点。

（1）仪表规范，文明礼貌：作为门诊的第一道窗口，导诊护士工作时应精神焕发、端庄干练、举止文雅、落落大方，具有良好的仪表仪容和气质风度。护理人员在与患者进行沟通交流时，必须做到语言文明，态度和蔼，正确表达交流内容与主题，以良好的个人修养赢得患者信任。交谈时多用礼貌用语，服务中做到"五声"，即迎接声、称呼声、关心声、致谢声、送别声。

（2）热情接待，爱岗敬业：接待患者时要面带微笑，起立接待，给患者以认同感、信赖感和安全感。当患者提出疑问时，更应耐心解答，对于需要帮助的患者，应主动伸出热情的双手。在工作岗位上遵循"站立服务，倾力相助"的原则。

（3）熟悉业务，快捷服务：预检分诊处的护士初步评估患者病情，对就诊患者根据疾病分科，指导患者挂号。这就需要护士首先要熟悉做好岗前准备工作，熟悉医生的特长和出诊时间，依据患者的轻、重、缓、急及病种准确分诊，正确向患者介绍科室当班医生的情况，介绍医生的专长供患者选择，从而帮助患者得到及时、正确的诊治。对危重患者立即护送到急诊科救治。对年老体弱、行动不便者，可搀扶、使用轮椅或平车运送。

2. 门诊处护士礼仪　门诊处护士需要提前了解患者相关疾病信息，安排就诊、配合医生治疗、进行知识宣教。因此在导诊护士的基础上，还应做到：主动介绍、热情接待，灵活机动、组织就诊，认真治疗、服务周到，健康教育形式多样，语言文明、耐心解答。

（1）准备充分，环境整洁：护士应提前到达，准备好医生检查所需器械等用物，工作场所整洁、无积灰污垢、不乱堆杂物，做好电脑、操作台、地面等处的保洁工作。

（2）灵活机动，组织就诊：患者挂号后在候诊期间，护士按先后顺序合理组织，安排就诊，并随时注意观察候诊患者的病情变化。对一些特殊患者应主动给予照顾，安排提前就诊，如高热、呼吸困难，但应给其他候诊者做好解释工作。

（3）健康教育，形式多样：门诊处护士应注意根据患者的年龄、理解能力等方面的差异，采用图片、资料、电视等不同的健康教育方式和手段。宣教时，语气谦和，语言应通俗易懂并及时观察患者的反应，必要时给予重复说明。对患者提出的询问要耐心、热情地给予解答，达到有效沟通的目的。

知 识 链 接

文明服务新"七声"

患者初到有迎声："大爷，您好。"

治疗时有称呼声："阿姨，请问您叫什么名字？"

操作失误有歉声："对不起，阿姨，这一针没扎上。"

患者合作有谢声："张阿姨，谢谢您的配合和支持。"

遇到患者有询问声："请问您有什么需要帮助的吗？"

患者不安有安慰声："奶奶，请不要担心，为您做手术的医生非常有经验。"

患者出院有祝贺声："王阿姨，祝贺您康复出院。"

（二）门诊护理工作礼仪训练

1. 案例

（1）案例一：一位老年女性患者，缓慢走进门诊大厅，只见其面色苍白、双唇发紫、呼吸急促、步履不稳，请预检分诊处护士立即接待并引导患者就诊。

（2）案例二：患者王某，因右下腹疼痛来院就诊，导医护士引导其到普外科挂号治疗。王某到达病室外，前面有 5 位患者排队。等候诊治的过程中，王某突然疼痛剧烈，门诊护士安排其提前就诊。

2. 训练要求

（1）正确使用问候语、称谓语、致谢语、询问语、安慰语、赞美语等。

（2）准确使用引导礼仪和让座礼仪，恰当地使用非语言沟通。

（3）掌握护理操作中的礼仪要求。

3. 训练方法　请同学分组，设计具体情景，准备用物，分角色扮演，训练预检分诊处和门诊处不同岗位的护士礼仪规范。分组展示，请教师、同学、小组评价。

二、急诊护士工作礼仪

急诊科是医院进行急诊、抢救急危重症患者的场所，是抢救患者生命的第一线。急诊患者往往病情重、起病急，其恐惧、紧张情绪往往容易使其过度依赖医护人员，他们甚至将全部生的希望都寄托于医护人员身上。因此，急诊科护士的一言一行、一举一动都直接关系到患者对医院的 **考点：急诊护士工作礼仪要求**

信任，也关系到患者生命的转归。作为一名合格的急诊科护士，应具备良好的职业素质，丰富的急救知识，娴熟的急救技术及规范的工作礼仪，能及时、快捷地配合抢救。

（一）急诊护士工作礼仪要求

1. 充分准备，急而不慌　急诊工作因其紧急、不稳定的特点，要求急救物品的准备要做到定数量品种、定点安置、定人保管、定期检查维修、定期消毒灭菌。护士要保证急救物品100%完好，熟悉抢救物品的性能与使用方法，确保抢救时急而不慌，能快速有效地运用抢救器材与药品，保证患者安全。

2. 掌握时机，果断处理　时间就是生命，在医生未到达之前，护士应根据患者病情迅速作出分析判断，并能积极投入到紧张的抢救工作中，在第一时间内进行各项抢救措施，做到稳中求快、急而不慌，以争取时间抢救生命为第一任务，为患者的抢救赢得时机。

3. 忙而有序，急不失礼　在抢救过程中，物品摆放有序，配和医生做好心肺复苏、吸氧、建立静脉通路、止血等工作，做到忙而有序。此时患者及家属对医护人员的言谈举止极为敏感，因此护士要掌握好分寸，语言委婉、语气谦和、表情镇定、举止有度，禁止大喊大叫、风风火火、快速奔跑，应做到忙不失礼、急不失仪。

4. 团结协作，配合抢救　急诊护士工作涉及医疗、护理、检验、影像等多方面，护士应服从抢救工作安排，积极配合医生抢救，及时向医生汇报患者情况，并向患者及家属进行必要的解释，保证抢救工作的顺利进行。因此护士还应协调各科室，相互配合、团结协作，全力为抢救患者服务。

5. 疏导安慰，健康指导　急诊患者在意识清楚的情况下，心里承受的压力比较大，急诊护士应根据患者的具体情况，用关心体贴的话语、沉着的神情来缓解患者的紧张情绪，减轻疾病给患者带来的压力。同时应与患者及家属进行及时有效的沟通和合理的解释，使患者增强战胜疾病的信心。

6. 给予理解，获得支持　急诊患者起病急，病情危重，家属担心患者，想目睹抢救现场或想获取更多的抢救信息，表现为坐立不安，情绪不稳定。为保证抢救顺利进行，护士应婉言劝说家属在抢救室门外耐心等待。护士应理解家属的心情，对所提出的问题给予耐心合理的解释，对家属的过激言行应理解，冷静对待，妥善处理与家属的关系，从而取得家属对抢救工作的理解和支持。

（二）急诊护理工作礼仪训练

1. 案例

（1）案例一：患者王某，因车祸昏迷不醒，满脸流血，由"120"送到急诊科。经护士初步检查，患者心搏骤停，护士立即通知医生，并进行急救。

（2）案例二：一位喝农药自杀的中年女子由救护车送入抢救室，患者面色苍白、双目紧闭、口吐白沫，家属着急地呼救，三位护士立即实施抢救，小马开放静脉通道，小田测量生命体征，小王配合医生准备为患者洗胃……经过医护人员的积极抢救和配合，患者终于被抢救过来了，但还需要进一步观察，于是患者被送入留观室。

2. 训练要求

（1）动作敏捷迅速，语言文明，抢救及时，正确应用询问语、致谢语、安慰语、赞美语等。

（2）护理人员按照礼仪要求向患者及家属介绍医院有关规章制度。

3. 训练方法　请同学分组，设计具体情景，准备用物，分角色扮演，训练不同岗位的护士礼仪规范。分组展示，请教师、同学、小组评价。

三、病区护士工作礼仪

病区是患者进一步接受检查和治疗的医疗场所，患者离开熟悉的家庭环境，住进陌生的病房中，再加上对疾病的担忧，心理上常感到焦虑不安，他们更希望得到医护人员的重视和帮助，而病区护士作为医院里与病区患者接触最多的工作人员，应以得体的举止、丰富的护理知识及高尚的品质赢得患者的信任，促进患者健康。各病区护理工作既有共性也有特性，护士要掌握患者入院、住院、出院的基本工作礼仪，同时掌握不同病区患者的特点，以便更好地做好护理服务工作。

考点: 病区护士工作礼仪要求

（一）基本礼仪

1. 入院护理礼仪

（1）热情接待，亲切问候：新入院患者初次来到病房时，面对周围陌生的环境难免产生不安的情绪，此时，作为病区护士应热情接待患者，主动问候，让患者感受到尊重与重视，从而感受到病房的温馨。

（2）主动介绍，服务周到：办理完入院手续，护送患者进入病区后，接待护士应主动向患者介绍病房环境，如卫生间、开水间、医生办公室的位置、医院制度等，介绍时要耐心、细心，并对自己及主治医生做简单介绍，如"您好，我是您的责任护士，就叫我小李吧，以后您有事可以随时叫我。您的主治医生是王大夫，他一会儿会来看您。"护士在临床护理工作中，必须做到细致周到，体现护士优良的职业素质。介绍过程中应注意使用文明用语，避免使用命令式语言。

2. 患者住院中的护理礼仪

（1）仪表端庄，举止文雅：护理工作中优雅、规范的举止，不仅体现出护士优良的职业素养，还能对患者的治疗和康复起到积极的促进作用。因此，病区护士应做到端庄大方，各项操作动作规范舒展、举止优雅，从而使患者感到舒适、愉悦、安心。

（2）尊重理解，语言亲切：在与患者接触时，护士应尊重患者并理解患者情绪。当患者询问和请求帮助时，更应热情相助，语言文明、自然，使患者感到亲切、可信赖。

（3）知识丰富，技艺精湛：医疗护理水平是患者安心于所在医院接受治疗的前提，因此要做好临床护理工作，作为一名合格的护士就必须有丰富的学科知识和精湛的护理操作技能，自觉学习医疗技术，提高业务水平，掌握现代护理技术和理念，更好地为患者服务。

（4）快捷服务，满足合理需要：护士在临床护理工作中，遇到患者出现紧急状况时，必须做到思维活跃、动作敏捷，凭借严谨的工作作风和丰富的临床经验，给予及时准确的判断和处理。对于患者的合理需求，护士应通过合理的途径和方法尽量予以满足。

3. 出院患者护理礼仪

（1）出院指导，细致入微：经过医护人员的精心治疗和护理，患者病情好转或基本恢复，这时作为责任护士一定要做好出院指导，内容包括介绍出院所要办理的手续、出院后用药方法、注意事项、复诊时间、饮食起居、家庭护理技术等，尽可能给予患者及家属具体的帮助。

（2）出院道别，礼貌周到：出院道别是护理人员对患者关爱的延续，临别时表达友好和祝愿，是增进护患关系的良好时机。患者病愈出院时，护士可送至电梯门口，礼貌地向患者道别，如"保重身体"、"请按时服药"、"祝您早日康复"等。

（二）各病区礼仪

1. 内科护理工作礼仪

内科疾病病种较多，患者往往因住院时间长、反复住院等情况，心理问题较多；另外，中老年患者较多。因此，内科护士应做到以下几点。

（1）理解患者，稳定情绪：由于内科疾病的特点，特别是慢性病患者，由于反复长期住院治疗，患者往往易出现急躁、焦虑、愤怒或悲观等不良情绪，影响患者康复，还可导致心身疾病。因此，护士在护理工作中，要根据患者的情绪状态，有针对性地做好解释、安慰疏导工作，先稳定其情绪，再增强患者战胜疾病的信心。

（2）尊重老年患者：在内科患者中老年患者占一定比例，多存在无价值感和孤独感；要求被重视、被尊重。因此，工作中对老年患者要给予特别尊重。

（3）信心观察，及时处理：内科疾病病因复杂，病情变化也非常快，有些疾病表面看上去很平静，但随时都可能发生突变，甚至危及生命。因此，护理人员要有高度的责任感、敏锐的观察能力，及时发现问题，并进行有针对性的处理，挽救患者生命，保证患者安全，满足患者需要。

（4）做好教育，鼓励参与：做好健康教育，鼓励患者积极参与治疗护理的讨论和方案的制订等。充分调动患者积极性，融洽护患关系，提高护理质量。

2. 外科护理工作礼仪　外科的专业性强，手术治疗是外科疾病的主要治疗方法，但无论手术大小，都会给患者带来不同程度的影响。部分患者病情急、变化快、病情观察难度大，因而护理难度增大、技术性要求较高，因此要求护士责任心强、技术全面。外科护士应做到以下几点。

（1）科学进行术前教育：恐惧和焦虑是外科手术前患者普遍存在的心理问题。患者害怕手术引起疼痛，常担心手术的安全性、并发症及术后康复等问题。护士应根据患者的不同情况，给予科学的解释，介绍手术医生和护士的情况，树立医护人员的威信等。

（2）及时告知术后效果：手术后的患者，一旦从麻醉中醒过来，便渴望知道自己疾病的真实情况和手术效果。因此，护士要及时以亲切的语言给予必要的告知。

（3）满足术后患者需要：术后患者多由于手术创伤、疼痛和治疗的限制，自理能力下降或丧失，许多生理需要不能自行满足。护士需要加强巡视，观察患者情况，了解患者需求，给予合理满足。例如，术后禁食患者口渴时，给予湿棉签润唇而不是直接给水饮用。

（4）科学解释术后症状：术后患者常出现一些不适的症状，如疼痛、腹胀、排尿困难等，护士要科学地给患者及家属讲清原因，争取得到患者及家属的理解和配合。

（5）正确指导术后功能训练：术后患者需要进行适当的功能训练，护士应给予正确的指导。例如，教会肺部手术后患者有效地咳嗽与咳痰，保持呼吸道通畅。

（6）鼓励患者，积极面对：一部分患者术后会带来部分生理缺陷或身体部分的残缺，如胃大部切除、截肢等，给患者带来巨大打击，使其产生自我形象紊乱。对于这部分患者，护士要鼓励他们勇敢面对现实，树立战胜疾病的信心，顺利度过人生的困难时期。

3. 妇产科护理工作礼仪　妇产科住院患者均为女性，对周围事物敏感、反应强烈、情绪不稳、容易波动。因此要求护士做到：①营造美好、温馨、舒适的病区环境；②细心观察患者的心理反应，给予相应疏导；③尊重患者，不议论患者隐私，防止伤害患者；④健康教育，正确对待产后的各种传统习俗。

4. 儿科护理工作礼仪　儿科特点为患儿年龄小，生活自理能力差，活泼好动，表情流露比较直接，自控能力差。因此，要求儿科护士做到：①创造温馨的环境，减少患儿的恐惧感；②理解患儿的表现，不训斥尿床、哭闹的患儿，尊重其人格；③细心观察患儿的非语言行为，注重沟通的方法与效果。

（三）病区护理工作礼仪综合训练

通过训练，使同学们熟练掌握病房护理工作礼仪的基本要求和礼仪规范。

1. 案例　患者张某，女，54岁。因头痛、头晕、恶心，食欲缺乏，血压180/105mmHg，以高血压收入院，小黄是其责任护士，小黄从病区门口接患者入病房，对患者进行病区介绍，15天后，患者病情好转出院。

2．训练要求

（1）态度热情友好，语言文明礼貌，正确应用护士语言与非语言沟通等。

（2）向患者及家属介绍医院有关规章制度，对患者的问题给予解释与合理的指导。

3．训练方法

（1）查阅高血压的相关知识。

（2）请同学分组，设计患者从入病区到出院的护理的具体情境，分角色扮演，训练病区护士工作礼仪。分组展示，请教师、同学、小组评价。

四、手术室护士工作礼仪

手术室是医院中的一个环境特殊科室，手术室护士工作性质特殊，任何一个细微的差错都可能给患者造成伤害。

（一）术前护理工作礼仪

1．术前疏导礼仪　患者术前往往由于担心手术不顺利或出现意外情况而出现紧张、焦虑的情绪，因此术前手术室护士应提前到病房，了解患者的病情、心理状态。用亲切、关心的话语与患者交谈，避免刺激性语言；并针对具体情况对患者进行心理疏导，解除患者思想顾虑，让患者对手术充满信心，并向患者交代好术前注意事项，以促进手术的顺利进行。

2．接患者礼仪　手术当天，术前护士到病区接患者时，应仔细核对，防止差错；安慰鼓励患者，减轻其心理压力。

（二）术中护理工作礼仪

术中患者处于高度应激状态，非常敏感，护士要以高度的责任心和爱心对待手术患者，精心照顾，以缓解患者对手术的恐惧感和神秘感。术中工作认真仔细，随时观察患者情况，并积极配合医生。言谈谨慎，避免使用引起患者紧张的语言，如"血止不住了"、"真没想到"等。

（三）术后护理工作礼仪

手术后，等候的家属和朋友会十分焦急地询问术中情况，护士要耐心向患者及家属解释，告知手术结果。手术室护士要与病区护士做好交接，保证护理工作的连续性。交接内容包括患者的生命体征、手术情况、目前用药、注意事项等，做到交接及时、认真、全面、细致，以利于病区护士对患者病情的掌握。

五、ICU 护士工作礼仪

ICU 是一个危重患者集中的特殊场所，其患者病情危重、自理能力丧失，因此要求护士技术水平高，责任心强，同时还应具备良好的心理素质及人文素养。

1．富有爱伤观念，保护患者尊严　ICU 患者病情危重，生活无法自理，甚至很多患者处于昏迷状态。而 ICU 护士作为患者健康的代言人与保护者，在工作中必须爱护和尊重患者，保护患者的利益，照顾患者的感受。例如，在操作时，虽然患者昏迷，但护士动作也要尽量轻柔，防止人为损伤；要尽可能减少患者体表的暴露，保护患者尊严。

2．加强慎独意识，提高操作技能　ICU 护士的许多护理工作都是在患者不知情、无人监督的情况下进行的，此时，护士要坚守职业道德，无论有无他人监督、患者有无感知，都不做有损于患者的事。ICU 患者病情危重，对医护人员的技术水平要求较高，作为护理人员要不断学习、不断提高才能完成他们维护和促进患者健康的使命。

六、传染科护士工作礼仪

传染科是传染病患者集中的场所，防护措施不当可造成疾病传播，因此传染科护士要做好传染病患者的护理及做好自我防护。

1. 遵守规范　严格遵守传染科护士行为规范，严格工作着装，认真洗手，做好自我防护。遵守传染科的规定，穿上隔离衣只在固定的区域活动，严格物品的放置、消毒灭菌要求。

2. 尊重患者　患者因疾病隔离，会有不同的心理情绪，如自卑、恐惧、愤怒等，护士要充分理解患者，尊重患者，给患者多一点人文关怀，为患者提供心理支持，增强患者战胜疾病的信心。

案例 11-1 分析

门诊护士有安排重症患者提前就诊的义务，但应同时做好其他患者的安抚工作。

第2节　护理操作中的工作礼仪

案例 11-2

患者王某，女，28 岁。顺产第二天，责任护士要为其进行会阴擦洗。

问题： 1. 在进行护理操作前，护士应做哪些准备?

2. 在进行操作的过程中，护士应注意哪些礼仪要求?

护理工作是医疗工作的重要组成部分，随着社会的不断发展、医疗水平的不断提高，人们的健康意识也日益增强，患者对护理质量和安全也有了更高要求。因此，在护理工作中，护士按照护理操作标准进行各项操作，给患者提供礼貌周到的优质服务，处理好护理过程中的每个环节，不仅有利于患者康复，也有利于医院服务质量的提高和护士自身的安全和自我保护。

一、护理操作中的礼仪要求

考点：护理
操作中的
礼仪要求

1. 操作前合理解释　操作前，护士应着装整齐，充分准备操作物品、认真核对患者，态度和蔼地向患者解释护理操作的目的，征得患者的配合。

2. 操作中适时指导　操作中，护士不但要尊重患者，保护患者隐私，而且要适时指导患者配合操作，减轻患者的痛苦。

3. 操作后亲切嘱咐　操作后，护士应嘱咐患者相关的注意事项，并衷心地感谢患者的配合。

二、常用护理操作礼仪范例

护理礼仪要通过反复实践，逐步熟练掌握操作前、中、后的每个环节的礼仪和注意事项。护理礼仪具有很强的应用性和实践性，作为护理人员，应根据护理对象的不同、操作的不同而灵活应用，不能千篇一律。下面是生活中常见的护理操作礼仪范例，供学习参考。

（一）体温、脉搏、呼吸、血压的测量

1. 案例

患者，王某，女，65 岁。退休工人，因发热待查入院，护士进行体温、脉搏、呼吸、血压的测量。

2．范例

（1）操作前解释

护士："奶奶，您好，现在我需要给您测一下体温、脉搏、呼吸和血压，请问您近半个小时内喝过热水、做过剧烈活动吗？"

患者："没有，我一直在病房待着呢。"

护士（微笑，身体前倾）："那我先替您测一下体温吧。"

患者："这个我自己来就可以了。"

患者自己解开扣子。

（2）操作中指导

护士："那我帮您擦一下腋下的汗吧。"

患者（好奇）："为什么要擦汗呢？我测体温从来不擦汗呀。"

护士（耐心）："汗液会使测量的结果不够准确。"

患者："哦，原来是这样。"

护士（微笑）："请您夹好体温计，屈臂过胸，10分钟后看结果，到时间我会提醒您的。现在我帮您测脉搏，请您把另一只手伸给我好吗？"

患者："好的。"

护士："请您不要说话，我来数脉搏。"

"您的脉搏76次/分，呼吸20次/分，都很正常，请您放心。"

患者："我没看到你测呼吸呀。"

护士："在给您数完脉搏后就测了，没告诉您，这样您的呼吸会自然些，结果更准确。现在给您测血压，我帮您脱掉这只袖子，请保持安静。"

患者："嗯，好的。"

护士："您的血压正常，收缩压120mmHg，舒张压80mmHg，10分钟到了，我帮您把体温计取出来吧。"

患者："你看看我体温正常吗？"

护士："您的体温38℃，有点高，请您按时服药、多喝水，我把结果给医生，一会儿再来看您，好吗？"

患者（感激的）："给你添麻烦了。"

护士："这是我应该做的，谢谢您的配合！"

（二）静脉输液技术

1．案例

患者，李某，男，52岁。心脏病入院，给予静脉输液治疗。

2．范例

（1）操作前解释

护士："叔叔，您好，我现在遵医嘱为您进行静脉输液，请您配合好吗？"

患者："好的。"

护士："您今天想输在哪只手上？"

患者："昨天输的左手，今天就输右手吧。"

护士："好的，我看看您的血管情况，您的手挺暖和的，血管粗、直、弹性好，一会儿我们就在这儿输液吧。"

患者（点头）："好的。"

护士："由于输液时间比较长，需要我协助您去卫生间吗？"

患者："不需要了。"

护士（微笑）："那好，您稍等，我准备一下用物。"

（2）操作中指导

护士："叔叔，您这个姿势舒服吗（打开被子，露出右手）？"

患者："可以。"

护士："给您垫上小垫枕，叔叔，为保证血管充盈，现在需要给您扎止血带，有些紧，但会使血管更充盈，请您配合一下。现在给您做一下消毒，有些凉，马上就好，消毒完手就不要乱动了（垫治疗巾、小垫枕、选血管、消毒）。"

患者："好的。"

护士："叔叔，现在要进针了，请握拳。针已经进入了，请松拳吧。现在，我给您把针头固定好（穿刺、固定、调滴速）。"

（3）操作后嘱咐

护士："叔叔，输液过程中，您的手一定注意不要随意活动，以免针头脱出血管外。另外，液体滴速我已经为您调节好了，32滴/分，请不要随意调节了。"

患者："32滴/分是不是太慢了，我想打快一点。"

护士："我是根据药液性质、您的年龄及病情调节的滴速，由于您的心脏功能不太好，所以不宜太快，否则会给心脏带来负担的。"

患者："这样呀，还是你细心。"

护士："叔叔，请您好好休息，床头铃就放在您的旁边，有事按铃叫我，我也会随时过来看您的，请您好好休息。"

患者："麻烦你了，护士。"

护士："不客气，也谢谢您的配合。"

（三）氧气吸入疗法

1. 案例

患者，蔡某，女，62岁。慢性阻塞性肺气肿、心力衰竭，因呼吸困难给予低流量氧气吸入。

2. 范例

（1）操作前解释

护士："蔡奶奶，您现在喘得厉害，一定很难受吧，我们需要遵医嘱为您进行吸氧治疗。吸氧后能提高血液的氧含量，纠正缺氧，减轻呼吸困难。一会儿，您就会感到舒服了。"

（2）操作中指导

护士："那我现在就给您吸氧，别紧张。"（取棉签，蘸水）

护士："奶奶，您可以靠在被子上，这个姿势舒适吗？请稍抬下头，我用湿棉签给您清洁一下鼻腔。"（清洁鼻腔，连接吸氧管，调节氧流量）

护士："氧气流量调节好了，来，我帮您放好鼻塞，固定带松紧合适吗？"

患者：轻微点头。

（3）操作后嘱咐

护士："奶奶，您现在感觉怎样，好些了吗？"

患者："不那么难受了。"

护士："奶奶，氧气我已经给您吸上了，为了您的安全，请您和家人一定要注意用氧安全，不要在病房内吸烟、使用火炉，也不要拧动氧气瓶开关，防止发生意外。氧流量我已经给您调节好了，您和家人也不要自己调节，有任何需要都可以按呼叫器叫我，我会立刻赶来帮助您，请您配合好吗？"

患者：点头。

护士："谢谢您的配合，您好好休息吧，我一会儿再来看您！"

（四）护理操作中的工作礼仪实训

1. 案例

（1）患者，王某，女，25岁，学生，因发热待查入院，医嘱给予静脉输液治疗。

（2）患者，王某，男，70岁，退休工人，慢性支气管炎急性发作，医嘱给予青霉素80万单位肌内注射，一天两次，门诊治疗。

2. 训练要求

（1）仪容服饰得体。

（2）语言文明礼貌，正确使用语言沟通和操作中的工作礼仪。

（3）正确运用非语言沟通，注意行为礼仪。

3. 训练方法　请同学分组设计肌内注射、静脉输液操作情景，设计操作前解释、操作中指导、操作后嘱咐性语言，分角色训练，注意将仪容礼仪、服饰礼仪、行为礼仪、沟通礼仪运用到操作中。分组展示，请教师、同学、小组评价。

案例 11-2 分析

操作前应给予患者合理的解释，操作中注意保护患者自尊，适时给予指导，操作后给予安慰嘱咐。

小　　结

本章内容以护理工作礼仪为中心，介绍了常规护理工作礼仪，包括门诊、急诊、病区、手术室等不同科室的护理礼仪。通过学习不同部门的护理礼仪要求，认真进行护理礼仪工作训练，为将来从事护理工作、成为一名优秀的护理人员打下坚实的基础。

护考链接

1. 护士在抢救患者时，应采取的行姿为（　　）

A. 行步　　　　　B. 快行步　　　　　C. 跑步

D. 小跑步　　　　E. 慢步

分析： 在抢救过程中如果护士表现出紧张和慌乱，无疑会加重患者及其家属的恐惧情绪。应选 B。

自 测 题

一、选择题

A_1 型题

1. 在患者进入病区以后，下面的护理工作礼仪哪项不正确（　　）

A. 热情地对患者予以问候并自我介绍

B. 双手接过病历以示尊重

C. 尽可能详尽地做入院指导

D. 多使用礼貌用语

E. 向患者介绍病区环境

2. 急诊科护士对急诊危重患者，应首先（　　）

A. 热情迎接，诚恳地自我介绍

B. 询问患者有关情况

C. 立即采取抢救措施

D. 办理挂号手续

E. 进行入院宣教

3. 在病房工作礼仪中，下列哪项符合日常护理礼仪用语（　　）

A. 我没空　　　　B. 我正忙着呢

C. 不知道　　　　D. 不清楚

E. 请稍候

4. 在急诊科，急诊护士工作礼仪以下哪项不妥（　　）

A. 充分准备，物品随意放置

B. 掌握时机，果断处理

C. 团结协作，配合抢救

D. 疏导安慰，健康指导

E. 理解患者，给予帮助

5. 导诊护士在服务中做到"五声"，下列哪一项不妥（　　）

A. 迎接声　　　　B. 抱怨声

C. 称呼声　　　　D. 关心声

E. 送别声

A_2 型题

6. 王先生，自感全身不适前来就诊，门诊护士巡视时发现他面色苍白、出冷汗、呼吸急促，主诉腹痛剧烈，门诊护士应采取的措施是（　　）

A. 安慰患者，仔细观察

B. 安排李先生提前就诊

C. 让医生加快治疗速度

D. 为李先生测血压

E. 让李先生就地平卧休息

7. 患者，杨某，58 岁，因急性胆囊炎收住外科，入院后护士给予护理，下列哪项不符合礼仪规范（　　）

A. 端庄大方，举止文雅

B. 操作娴熟，轻重适度

C. 满足患者所有要求

D. 思维敏捷，处事周全

E. 语言亲切，尊重关心

8. 王某，28 岁，因"胎儿宫内窘迫"即刻行剖宫产术，护士要为其做术前准备，其礼仪规范哪项正确（　　）

A. 你不要动

B. 你怎么这么脆弱

C. 你别喊了

D. 请不要紧张，术前准备做完了

E. 我也没办法帮你

9. 患者王某，男，40 岁。今住院第 10 天，患者精神状态好，体查无异常，医生医嘱，今日出院。出院时下列哪项不符合护理礼仪（　　）

A. 张先生，祝您恢复健康

B. 您有事请给我们打电话

C. 我帮您整理东西啊

D. 你快去办出院手续

E. 我帮您换上干净的服装

10. 患者，张某，男，52 岁。因与人争吵，心脏病突发被家属送至急诊科抢救，在监护过程中，突然心跳呼吸骤停，以下哪项不符合护理礼仪规范（　　）

A. 护士立即进行胸外按压、人工呼吸

B. 请别人帮忙找医生

C. 对于患者家属的慌乱和强词夺理不予理睬

D. 沉着镇定，积极配合抢救

E. 对家属必要时进行解释，以取得配合和理解

二、实践题

按班级人数平均分组，分别训练门诊、急诊、病区、手术室等各岗位不同的行为礼仪，排练礼仪操或操作展示，请教师、同学、小组评价，选出最佳同学。

（孙铭新　邢世波）

第12章

护 患 冲 突

随着我国医疗制度改革的不断深入及人们自我保护意识的不断提高,患者越来越关注自己在医疗活动中的权利,患者家属向所在医院或卫生行政部门投诉及护患冲突的发生率也呈现上升趋势。在护患交往的过程中,护患双方处于不协调的矛盾状态,处理不好不仅会给患者带来痛苦和损失,也会给护理人员带来心理压力,同时还会影响医院的运行及声誉。因此,如何预防和处理护患冲突是护理工作的一项重要内容。

第1节 护患冲突概述

案例12-1

护士小张巡视病房,发现一位患者正与本科室的患者聊天。小张看了一下,这位患者正输着液体青霉素,便立即对患者说,"你哪个科室的,输的青霉素不知道吗,多危险,赶紧回科室去。"患者因此很不高兴,认为自己生病住院,只要是这个医院的护士,都应该提供服务,为此两人发生了争吵。

问题: 1. 发生护患冲突的原因是什么?

2. 假如你是当班护士,你应该怎样对待患者?

一、护患冲突的概念与特点

（一）护患冲突的概念

冲突是个体与个体之间或个体与群体之间存在的互不相容、互相排斥的一种表现形式。以争吵、摩擦、对立为特点的持久的不和。

护患冲突是指在护患交往过程中,由于各种原因导致护患沟通发生障碍,使患者产生不满、抱怨等情绪,甚至表现出冲动或过激言行的现象。

（二）护患冲突的特点

1. 涉及范围广 护理工作贯穿于从患者就诊到出院期间的各个方面,如检查治疗、病情观察、日常生活护理等过程中的仪容、服饰、行为、语言等,其中任何一方面出现问题都有可能发生护患冲突。

2. 好发于低年资护士 低年资护士年轻气盛,理论知识储备不足,操作不够娴熟,再加上经验不足,所以处理突发情况的应变能力较差。一旦遇到紧急情况,常常反应不够灵敏,导致操作程序混乱,进而导致一系列的冲突。

3. 具有可防范性 护士只要遵照规章制度办事,严格执行操作规范,细心观察病情变化,主动热情服务,工作中注重自身职业素质,就可以有效减少和避免冲突的发生,因此护患冲突具有较大的可防范性。

二、护患冲突的原因

1. 护理人员自身因素

（1）态度不端正:部分护理人员由于工作态度不够端正,没有认真实行查对制度、履行交接班制度,进而可能出现操作上的差错事故或因急救医疗器械未及时检修、药品准备不齐而丧失抢

考点:护患冲突的原因

救时机。

（2）服务观念滞后：随着现代医学模式的转变，护理行业的性质也随之改变，护士与患者之间是一种服务与被服务的关系。如果护士认识不到自己的角色功能，就无法树立以患者为中心的服务理念；工作中就会对患者缺乏关爱，工作态度冷漠、语言生硬、解释不细致不到位，工作方法简单粗糙、缺乏同情心，不关注患者感受，进而影响护患关系和谐。例如，患者询问护士这个药有什么作用，护士回答不知道，就会引起患者不满。

（3）法律意识淡薄：护士缺乏自我保护意识，对举证责任倒置的新形势认识不清，加上患者自我保护意识和维权意识越来越强，所以护患冲突发生率也日趋上升。例如，护士违反操作规程和规章制度，护理记录不真实、护理行为不严肃、护理程序不严谨等，一旦发生意外，就会引发冲突。

（4）业务技术不熟练：由于护理人员业务技术不熟练，对突发事件缺乏应对能力，不能及时观察和发现患者的病情变化、不能正确地给患者进行解释和指导等，均可导致患者及其家属对护士的不信任、不满意；患者缺乏安全感，也容易引起护理冲突。

（5）护士工作超负荷：护士与住院患者配比失衡，长期的超负荷工作，会使护士感到身心疲惫，并且出现自卑、厌恶工作等情绪变化。这些情况导致护士只注重完成医嘱的基本治疗、常规护理，缺乏与患者交流沟通的耐心，从而在工作态度、言语上也就会有过激的表现。例如，小儿头皮针不好扎，护士将患儿头发多剃点时，家长就会不配合，导致护患冲突。

2. 患者、家属因素

（1）缺乏基本的医疗、法律知识：患者及家属缺乏基本的医疗知识，不配合治疗方案的实施，延误抢救。一旦病情恶化或猝死，就会采用争执、争斗手段，无理取闹，扰乱正常工作秩序。

（2）患者文化层次、修养、素质不高：来院就诊的患者及家属中不乏修养、素质不高者，在病情恶化或猝死时，家属不管死因，不分对错，找各种理由制造纠纷，要求经济赔偿。如年轻酗酒者到急诊室易起冲突。

（3）期望值过高：患者及家属对医疗、护理寄予了过高的期望，一旦没有达到其要求，心理接受不了这个现实时，便大发脾气，引发冲突。例如，车祸患者家属接受不了患者死亡的消息，引发冲突。

（4）疾病对患者的影响：患者面对陌生的住院环境，外加疾病折磨的痛苦，极易产生孤独感，处于焦虑与恐惧的状态中，情绪不稳定，易发生冲突。

（5）患者对医疗收费不理解：随着现代医疗体制的改革和发展，医疗服务的透明度越来越高，患者和家属对自己的病情检查、用药治疗费用等都要有知情权和同意权，在科室里护士肩负着催患者交费的非护理性工作任务，所以他们常把对昂贵的药费、治疗效果的不满意发泄到护士身上。

（6）重医轻护：护理这个职业在医院是个弱势群体，在人们的意识观念中属于无足轻重的职业，仅仅就是打针而已，忽略了护士在患者治疗、护理、疾病康复过程中的重要作用及"三分治疗，七分护理"的这个道理。表现为患者感激的总是医生，对医生毕恭毕敬，而对护士缺乏起码的理解和尊重。

3. 医院条件方面　医院作为一个整体，无论哪个环节出现问题，如床位不足、供水、供电、供暖、治安等，都可能引起患者的不满而引发冲突。

4. 社会因素　全民法律意识普遍提高，自我维权意识增强，某些新闻媒体误导等。

三、护患冲突原因的类型

1. 角色期望性冲突　患者家属往往因亲人的病情而承受不同程度的心理压力，因而对医护人员期望值过高。希望医护人员能妙手回春、药到病除，要求护士有求必应、随叫随到、操作无懈可击等。然而，护理工作的繁重、护理人员的紧缺等临床护理现状难以完全满足患者家属的需要，加之个别护士的不良态度及工作方式、技术水平，往往引发护士与患者家属关系的冲突。

2. 护理责任性冲突　在护理患者的过程中，家属和护士应密切配合，共同为患者提供心理支持、生活照顾。然而部分家属将全部责任，包括一切日常生活照顾推给护士，自己只扮演旁观者和监督者的角色；个别护士不能正确地认识自我价值，将本应自己完成的工作交给家属，从而严重影响护理质量，甚至出现护理差错、事故，最终引发护士与患者家属之间的矛盾。

3. 认知性冲突　由于患者及家属不遵守医院制度、对护理专业知识不了解，不能正确地理解医院的规章制度的重要性，对疾病的过程不了解，从而引发冲突。

4. 医疗费用性冲突　患者对医疗费用标准的不理解或一些医院收费行为的不规范，造成患者对医疗费用产生怀疑；同时当患者家属花费了高额的医疗费用却未见明显的治疗效果时，往往产生不满情绪，如不能进行有效的沟通、解释或妥善处理，常会发生冲突。

✎ 护考链接

　　患儿，女，3 岁。因肺炎、高热急诊入院。护士在为其进行静脉输液时，3 次穿刺失败。患儿父亲非常生气，甚至谩骂护士。导致此次护患冲突发生的主要原因是（　　　）
　　A. 患者因素　　　　　　　B. 技能因素　　　　　　　C. 违反操作规程
　　D. 服务观念滞后　　　　　E. 社会因素
分析：护士 3 次穿刺失败，操作不熟练，导致护患冲突的发生。应选 B。

第2节　护患冲突的预防与处理

护患冲突是由于护患双方的观点、利益或需求的不相容而出现的，不仅影响个人情绪，还会影响正常的治疗、护理活动，甚至影响患者的康复。协调与处理护患冲突应做到具体问题具体分析，根据冲突的发生原因，采用合理的防范和处理措施。

一、护患冲突的预防

（一）护士方面

1. 增强法律意识　任何护理行为都要建立在医疗安全的概念上，认真学习与护理专业相关的法律法规，增强护士自身法律意识。护士应从理性的角度认识护理事故，清楚了解患者的权利和义务、护士的权利和义务、护理人员的法律责任、护患冲突的处理流程及护患冲突中资料证据的留存，切实做好安全防护。

2. 增强服务意识　为适应新时代的需要，护理人员必须更新观念，转变服务理念，树立"以患者为中心"的服务理念。服务工作要主动，最大限度地满足患者的诉求，提高护理质量，要善于发现和总结护理工作中存在的问题及解决问题的对策。

3. 加强业务素质　护患冲突的发生往往与护士的业务能力有着直接关系，积极参加医院组织的各种培训，通过各种渠道积极学习新理论、新知识、新技术及新型护理仪器、设备的使用方法，增强自身业务素质，为患者提供满意服务，减少护患冲突。

4. 增强护患沟通　护士操作前，要进行必要的沟通，要理解患者及家属的心情，耐心、细致地向患者做好解释工作，减少误会；征得患者同意后方可落实护理措施；讲究语言的艺术性，有预见性地给予安全指导；规范服务，沟通有始有终。建立良好护患关系，使护患双方相互信任、相互理解，以减少误会、猜忌。在此基础上，工作中即使有一些小的失误，也会得到患者的谅解，以减少冲突。

5. 严格遵守规章制度，严格执行操作规程　在治疗操作过程中，护士要严格遵守各项规章制度和岗位职责，严格执行操作规程。严格执行查对制度，准确无误地执行医嘱；当患者出现不良反应时，要及时通知医生，尽快处理；对不遵守操作规程、医院规章制度的行为要及时纠正，从而提高服务意识及责任感，避免发生护患冲突。

6. 提高发现问题、解决问题的能力　一件普通的小事有可能成为护患冲突的导火索，护士在护理工作中，要善于细心观察、善于发现问题，培养职业敏感性，认真分析，并将出现的问题控制在一定的范围内。同时要加强学习对突发事件的应对能力，做到处事不乱、沉着冷静、快速地融入急救护理工作。

（二）医院方面

1. 采取相关政策　利用相关培训政策，加强护士的培训，建立考核制度，促进护士技能达标。让有经验的优秀老护士带教新护士；在实践操作中，双人以上在岗，从而提高护理工作质量和工作效率，减少护患冲突。

2. 增加护士配置　通过加大护士的配置，减少护士的工作量，使护士有充足的时间与患者进行有效的沟通，及时发现患者语言中隐藏的信息，进行疏导和解决，建立良好的护患关系，以促进患者早日康复。

3. 宣传与普及医学基本常识　在医院内利用各种形式，大力宣传常见病、多发病的预防保健等医学基本常识，药物之间的相互作用、服用禁忌、服用时间、服药方法及药物作用时间等，做到图文并茂、通俗易懂，以提高广大患者的医学基本知识，增进患者及家属对医生、护士的理解与信任，避免护患冲突的发生。

4. 改善就医环境　积极主动征求患者对护理工作、病区环境及后勤保障服务等方面的意见和建议，尽可能满足患者需求，争取患者的理解与支持。

5. 提高收费透明度　新农合处方、贵重药品由患者或家属签字同意，方可使用。并随时查询，使患者家属对每天医疗费用心中有数，如有疑问可以从相关部门得到解答，让患者满意。

二、护患冲突的处理技巧

1. 用心聆听　当护患冲突发生时，首先要用心聆听患者的述说，从中发现患者的真正需求，从而获得处理护患冲突的重要信息。

2. 正确对待　护患双方因各自的角度、观念的不同，会产生不同的看法。若对谈话有异议，观点不一致时，应寻找双方的共同点，尽量避免争执，采用求同存异的方法进行冷处理。只要不妨碍疾病治疗，不违反规章制度，一般不与患者争论。

3. 冷静应对　护理人员应具备良好的心理素质，遇事能够沉着冷静、机智应变。护患之间产生争执、冲突时，护士应保持冷静的头脑，切勿冲动、感情用事，防止因情绪激动说出伤害患者的不恰当语言。当护士觉察自己被他人激怒时，可运用深呼吸放松法，以达到快速控制情绪的作用，切不可以牙还牙回击患者。

4. 有效沟通　本着平等、尊重的原则，适度移情，让患者感受到你是真心实意地在为他解决实际问题，从而取得患者的信任与理解。但沟通内容要适度、有法律意识。

5. 换位思考　多从患者的角度想问题，理解患者的需求与不满。若能换位思考，对患者反映的问题尽可能及时给予协调解决。如确实工作忙不能及时满足患者的需求，可以先做好解释工作，请患者理解体谅，随后尽早给予解决。

6. 转移淡化矛盾　某些患者的不满情绪并非来自护士，却把不满发泄于护理人员。此时护士不要与患者直接对抗，可把患者的不满淡化转移。如患者对没有及时安排手术有意见，面对患者的抱怨、发火，护士可运用转移法，避免针锋相对。如"您血压有些高，做手术会有危险，等您病情平稳了，大夫就会给您安排手术了，别着急！"

7. 相互协作　当护患矛盾已经产生，其他护理人员不应旁视，应立即上前妥善参与处理已经发生的矛盾。可先请当事护士暂时回避，减轻当事人与患者的正面冲突，然后代其道歉并耐心听取患者的解释，理解患者要求的合理性，协助患者解决困难，帮助化解矛盾和误会。若冲突呈升级趋势，应及时请护士长或其他领导出面调解。

8. 安慰体贴　护理人员要以高度的同情心、爱心和耐心，真诚地关心患者，设身处地理解患者的痛苦，尽量满足患者合理需求。与患者沟通时，要体现出护理人员的宽容，并善于掌控自己的情感态度，做到"忧在心而不形于色，悲在内而不形于声"，一切从患者的感受和需要出发，并保证患者的利益，使患者得到优质护理，体现出护理人员良好的职业素养。

9. 真诚道歉　真诚道歉能消除护理人员与患者之间的隔阂，从而促进护患沟通继续进行。

案例 12-1 分析

护士没有很好地为患者进行合理的解释，引起患者误解；护士在任何工作前都应该给予患者合理的解释，以取得患者的配合。

小　结

护患冲突是指在护患关系的基础上形成的冲突。随着我国医疗改革制度的不断完善及人们自我保护意识的不断提高，越来越多的人在就医过程中注重维护自身的权益，从而对医护人员的职业道德、技术水平及服务质量提出了更高的要求。护理人员应注重从各方面提高自身素质，预防护患冲突的发生。

自测题

一、选择题

A_1 型题

1. 护患冲突的特点是（　　）
A. 冲突涉及范围广
B. 多发生于低年资护士
C. 可是技术冲突
D. 具有可防范性
E. 以上都对

2. 护患冲突的原因中护理人员自身的因素不包括（　　）
A. 服务观念滞后
B. 自我保护意识欠缺
C. 护理中违反操作规程
D. 业务技术不熟练
E. 费用问题

3. 护患冲突的沟通技巧不正确的是（　　）
A. 投机取巧　　B. 转移淡化
C. 机智应对　　D. 冷静应对
E. 换位思考

A_2 型题

4. 一位患者，因便秘要求主治医师为其用通便药物。医生答应患者晚上给其口服药物通便灵，但未开临时医嘱。第二天早晨，护士因患者晚间未服通便灵受到埋怨，护士为此对该医生产生极大不满。导致冲突发生的主要原因是（　　）

A. 技能不熟练　　B. 费用问题

C. 服务观念滞后　D. 自我保护意识欠缺

E. 社会因素

5. 患者，女，82岁，退休干部。冠心病住院治疗，住院第3天，刘护士为其进行静脉输液时，穿刺3次均失败，更换王护士后才成功。患者非常不满，其女儿向护士长抱怨。护患关系冲突的主要责任人是（　　）

A. 患者　　　　　B. 刘护士

C. 王护士　　　　D. 护士长

E. 患者女儿

6. 患者，女，62岁，癌症晚期。晨起空腹采血检查，护士第一次静脉穿刺失败，患者问："是看我要死了就拿我练手了吗？"此时，护士恰当的做法是（　　）

A. 向患者道歉，并争取谅解

B. 暂时离开患者，请其他护士前来处理

C. 向患者解释穿刺失败是患者自身原因造成的

D. 请患者给第二次机会，并保证这次穿刺一定成功

E. 不做解释，先执行其他患者的治疗

（陈旭东　田　敏）

参 考 文 献

冯开梅，2013．护理礼仪与人际沟通．北京：中国医药科技出版社

耿洁，2003．护理礼仪．第 2 版．北京：人民卫生出版社

耿洁，吴彬，2015．护理礼仪．第 3 版．北京：人民卫生出版社

龚爱萍，2015．护理礼仪．北京：化学工业出版社

贺伟，肖丹，2013．人际沟通．北京：科学出版社

冀洪峡，2016．医护礼仪与人际沟通．北京：科学出版社

李占文，2012．人际沟通与交往．北京：科学出版社

刘桂瑛，2011．护理礼仪．第 2 版．北京：人民卫生出版社

路显华，2016．护理学基础．北京：科学出版社

罗先武，王冉，2017．2017 全国护士执业资格考试轻松过．北京：人民卫生出版社

毛春燕，2013．护理礼仪与人际沟通．北京：中国中医药出版社

秦东华，2014．护理礼仪与人际沟通．北京：人民卫生出版社

唐庆蓉，2018．护理礼仪．第 2 版．北京：科学出版社

王颖，2012．医护礼仪与形体训练．第 3 版．北京：科学出版社

张海燕，2017．急救护理学．北京：北京大学医学出版社

张薇薇，宋璐波，2013．医护礼仪．第 2 版．北京：科学出版社

赵国琴，2013．护理礼仪．北京：科学出版社

钟海，莫丽平，2012．人际沟通．第 3 版．北京：科学出版社

钟海，莫丽平，2016．人际沟通．第 4 版．北京：科学出版社

附录一　实训评价表

附录表 1-1　仪表礼仪评价表

项目（分值）	内容	扣分要点	分值
仪容（5分）	自然仪容 修饰仪容 表情仪容 双手	淡雅自然，表情自然或面带微笑。双手清洁，修剪指甲	发型不符，浓妆、指甲过长、染色指甲，表情不符，一项不符合要求扣1分
服饰（5分）	护士帽	燕帽距前额发际 4～5cm，戴正戴稳。圆帽将头发全部遮起	不齐、不洁、不正、扣子不全或穿高跟鞋，一项不符合要求扣1分
	护士服 护士鞋	衣服干净整洁，长短适中，衣扣齐全 软底坡跟白色或乳白色护士鞋	
站姿（15分）	基本站姿 标准站姿 沟通站姿	头正颈直，目视前方，下颌微收，肩平外展，挺胸收腹，手位（垂放、搭握）、脚位（V 字形、丁字形、平行型），自然不做作	一项不符合要求扣1分
行姿（10分）	普通行姿	站姿基础上，双眼平视前方，重心上移，以胸代步，双臂前后直摆，两脚避免内外八字步。落步轻盈，步伐稳健，快捷	一项不符合要求扣2分
	快行步	步幅变小，频率加快	
坐姿（15分）	落座	左进，右脚后退找到椅子边缘，捋平衣裙下摆，上身直立，落座	一项不符合要求扣1分
	坐姿	头正颈直，坐于椅面的 1/2～2/3，腰背挺直，双膝并拢，双手搭握，两足踏平（男士双膝可分开，但小于肩宽）	一项不符合要求扣1分
	离座	右脚后退，支撑重心，上身直立起身，左出	一项不符合要求扣1分
蹲姿态（5分）	双腿高低位蹲姿 半蹲式蹲姿	两脚分开约半步，上身直立，捋平衣裙下摆，双腿并拢，双手搭握或分开放置	一项不符合要求扣1分
持文件夹（5分）	站立 行走	同站姿、行姿标准，文件夹位置准确无晃动	一项不符合要求扣1分
持治疗盘（5分）	站立 行走	同站姿、行姿标准，四指在下，自然分开，上臂贴近躯干，小臂与上臂呈 90°，盘缘距躯干 5～10cm，治疗盘盘面平稳，手勿触及盘内面及边缘	一项不符合要求扣1分
推治疗车（5分）	行走	同行姿标准，身体距治疗车约 30cm，推车行走时，上身略向前倾，将重心集中于前臂，保持上身平直，把稳方向	一项不符合要求扣1分
行礼仪态（15分）	握手礼 鞠躬礼 点头礼 挥手礼 微笑致意	身体及手位、表情自然、大方、标准、到位	一项不符合要求扣1分
引导礼仪（10分）	近距离提示 原地引导 伴随引导	以肘为轴、四指并拢、拇指微张、指向方向、体态自然	一项不符合要求扣1分
开关门礼仪（5分）	开门礼仪 关门礼仪	轻敲门三下 进门行礼 关门 开门出门转身 行礼关门	一项不符合要求扣1分

附录表 1-2　日常交往礼仪评价表

项目（分值）	内容	扣分要点	分值
仪容（5分）	同附录表 1-1	同附录表 1-1	同附录表 1-1
服饰（5分）	同附录表 1-1	同附录表 1-1	同附录表 1-1
称谓礼仪（30分）	通称、敬谦称、职业称、职务称、姓氏称、亲属称	指引手姿标准，口齿清楚，称谓得当	一项不符合要求扣1分
介绍礼仪（40分）	自我介绍、他人介绍、集体介绍、名片介绍	指引手姿标准，口齿清楚，称谓得当，介绍顺序正确，姿势得体，表情自然，微笑适度，行为与语言相协调	一项不符合要求扣1分
电话礼仪（20分）	打电话礼仪 接电话礼仪 代接电话礼仪	接听有礼，自报家门，姿势得体，表达清晰	一项不符合要求扣1分

附录表 1-3　沟通礼仪评价表

项目（分值）	内容	扣分要点	分值
仪容（5分）	同附录表 1-1	同附录表 1-1	同附录表 1-1
服饰（5分）	同附录表 1-1	同附录表 1-1	同附录表 1-1
语言沟通（40分）	不同情境的语言沟通	语言文明、发音标准、语速适度、语法规范、音量适中、语气委婉、能够运用语言沟通技巧	一项不符合要求扣1分
非语言沟通（40分）	不同情境的非语言沟通	表情运用得当，能够运用沉默、抚触、距离等非语言沟通技巧	一项不符合要求扣1分
综合评价（5分）	语言沟通与非语言沟通	语言与非语言配合得当	一项不符合要求扣1分
情境设计（5分）	不同案例情景	合理、有新意	根据情节适度加1~5分

附录表 1-4　综合能力评价表

评价项目	评价内容	小组评价（10分）			教师评价（10分）		
礼仪技能	是否能够对其他同学行为礼仪的正确与否进行正确判断	好	合格	努力	好	合格	努力
	是否能够按照行为礼仪的具体要求规范和修正自己的行为举止	好	合格	努力	好	合格	努力
	是否注重学习行为礼仪	好	合格	努力	好	合格	努力
礼仪知识	是否明确护士行为礼仪要点	好	合格	努力	好	合格	努力
礼仪态度	态度是否诚恳，是否注重行为礼仪习惯的养成	好	合格	努力	好	合格	努力
创新精神	情境设计是否有新意，语言的组织和运用是否恰当，是否情景交融	好	合格	努力	好	合格	努力
团队协作	小组成员团结协作、配合是否默契，每个小组成员是否积极参与	好	合格	努力	好	合格	努力
综合评价							
努力方向							

【注意事项】

1．在掌握知识要点的基础上进行练习。

2．注意不同姿态的适用范围。

3．练习时穿平底或坡跟护士鞋，避免跌倒。

4．练习时场地宽敞，注意安全，动作轻缓，避免受伤。

（邢世波　张文岚）

附录二 面 试 礼 仪

面试是用人单位考察求职者的知识技能、个人修养、心理素质、逻辑思维能力、语言表达能力、应变能力等的重要方式，是对求职者综合素质的考核。对求职者来说，面试也是一个充分展示自我知识、能力、素养的重要机会。求职者应做好面试准备，在面试中适度地表现自己，给招聘者留下良好的印象，从而获得求职成功。

一、参加面试技巧

（一）面试前的准备

1. 知识技能准备　面试前，求职者要对用人单位的历史、现状、规模、业务等有所了解，掌握用人单位对人才知识、技能的需求情况，有针对性地做好准备工作。必要时在面试前进行专业知识与技能的强化训练。

2. 仪容端庄，服饰得体

（1）仪容端庄：求职者仪容要自然、庄重、大方。女士可适当化淡妆、修剪指甲，不涂有色指甲油，发型简约。男士要仪容清爽、胡须刮干净、鼻毛不外露、发型不怪异。

（2）服饰得体：求职者的服装要得体、协调、整齐、大方。女士可以穿朴素、得体的裙装或套装。男士可以穿深色调、反差小、庄重的西装。护士面试时，往往要求穿护士服，应按护士着装规范执行。

3. 遵守时间，等待有礼　求职者参加面试时应尽量提前到达应聘现场，一般以提前 15 分钟为宜。在约定的时间以前到达面试地点，以便有充足的时间整理仪容、阅读有关告示、熟悉面试环境。在等待过程中，对接待员应以礼相待，多使用礼貌用语，保持心态平和。不要随意走动、大声喧哗，更不要探头探脑、坐立不安，以免产生负面影响。

（二）面试中的礼仪

面试时，求职者得体的仪表、稳重的举止、自信的神情、机智的对答，能体现其较高的文化修养、积极的精神面貌、高尚的审美情趣以及良好的职业素养。

1. 进门有礼　求职者进考场前应先轻轻敲门，待对方回答"请进"后方可开门进入，行点头礼问好后再关上门。即使房门未关，也应轻轻敲门，得到准许后，再进入房间。

2. 礼貌问候　进门后应步态稳健地走向指定位置，主动向招聘者鞠躬并问候"各位老师好"。

3. 自我介绍　面试时，若不允许泄露个人信息时，可只介绍"我是××号求职者"即可。介绍时应充满自信、落落大方、表达准确、内容简练、重点突出。

4. 坐立有相　当招聘者要求求职者站立或坐下时，作为求职者应服从安排，沉着应对、大方自如。站立时挺胸收腹、面带微笑、身体不可摆动、扭捏作态，以免给人以缺少自信的印象；招聘者示意请坐后，求职者应首先表示感谢，然后就座。就座时动作要轻稳，保持标准坐姿。

5. 仔细倾听，提示回答　求职者应仔细倾听招聘者提出的问题，使自己获得准确的信息提示，以便正确整理自己回答的内容。思考完毕，须向招聘者提示即将作答，如"老师，我可以回答了吗？"。

6. 诚恳谦虚，文雅大方　求职者回答问题时，要注意语气平和、逻辑清晰、口齿清楚、音量适中、语速适度；表现镇定、从容、谦虚；避免夸大其词，使招聘者感受到求职者的诚实可信，并具有良好的职业素养。

7. 适时结束，保持风度　面试都有一定的时间限制，求职者必须快速思考，并在有限的时间内作答；回答内容结束，便可提示"回答完毕"。

8. 善始善终，保持礼节　面试结束后，当招聘者提示结束时，求职者须起身站好，鞠躬致谢后再离开。走出房间时切不可背向招聘者关门，应站在门前面向招聘者，再次行点头礼告别后关门离开。

（三）面试后的礼仪

面试后要安心等待，不要急于询问对方面试结果，以免产生过于急躁的不良印象。

1. 面试结束后要耐心等待　招聘单位要对求职者的面试情况进行分析总结，最后确定录用人选。对于全部考生考核后当场公布成绩的求职者，应耐心等待。而需要等待 3～5 天的求职者，在这段时间里，为了加深用人单位对自己的印象，增加求职成功的可能性，最好给招聘者打电话表示谢意，内容要简洁，应提及求职者的姓名、对该单位的兴趣以及能为单位作出何种贡献。

2. 主动联系，善于总结　在面试两周后，或确定的答复时间已到并没有收到招聘单位的答复，求职者则应主动与招聘单位取得联系，询问面试结果。如面试失败，不要气馁，从失败中汲取经验教训，明确自己的不足，并针对这些不足重新准备，调整好心态，全身心投入下一次面试准备，期待下一次成功。

二、面试应注意的问题

1. 面试前注意事项

（1）不带人同往：带人同往会给招聘者留下缺乏信心的印象，尤其女学生更应注意这个问题。即使是两人同去一个单位面试，也不要同时进去。

（2）注意细节：面试前除良好的仪表外，应注意修饰细节。如求职者要注意口腔卫生，面试前不食用大蒜、韭菜等有较强异味的食物，有口腔异味者可用口腔清新剂去除异味。

2. 面试中注意事项

（1）应口齿清晰，思路明确：回答问题措词要得体，有组织、有条理，但不能只说"是"或"不是"，也不要带过多的口头语。

（2）体态自然：面试时要保持稳重、端庄、自然的体态，不要有过多的小动作，如抓耳挠腮等；眼神保持一定的交流，切不可低头看地，或抬头看天。

（3）充满自信：相信自己的能力与水平，通过非语言表现自我，展示出良好的应变心态和心理素质。

（4）掌控时间：面试一定要在规定的时间内完成。

3. 出现问题及调整

（1）出现紧张情绪：适度的紧张有助于集中注意力，但过分紧张则会引起情绪失控。深呼吸是缓解紧张的有效措施，在进入面试考场以前，做几次深呼吸，有助于缓解紧张的情绪。在倾听对方提问的过程中，也可用深呼吸来控制自己的情绪。如果在回答过程中出现紧张以致无法控制时，应该坦率地告诉招聘者，请求暂停一下。另外，在参加面试之前，可以试着做一个模拟训练，请自己的同学、朋友协助提出问题，由自己来回答，训练心理素质。

（2）出现差错：紧张可以导致求职者出现一些小差错，这是初次求职者经常会遇到的问题。一旦发现自己回答有误，应该停下来，主动改正。例如"对不起，刚才我的回答有误，应该是……"一定要沉着冷静，切勿耿耿于怀，以免影响后续面试。

（3）明确问题：求职者有时可能因为过度紧张导致没有听清楚招聘者的问题，或者不明白招聘者的意图，这时不妨请招聘者重述问题，例如"对不起，您的意思是……"。

（4）不会作答：面试过程中很有可能会遇到自己确实不懂的问题，不会作答。碰到这类问题，求职者一定不要随意作答，要坦率地说："对不起，我不知道，在这方面我确实了解得不够……"如实的作答会给招聘者留下更好的印象。

三、面试礼仪训练

（一）案例资源

某医院到我校招聘护理专业毕业生 5 人。

录用条件：中专或中专以上学历，有良好的道德品质，热爱本职工作，学习成绩优秀，勤奋好学，技能过硬的应届毕业生。有特长者优先考虑。

面试要求：附带个人简历一份，着装符合护士礼仪规范。

1. 问题

（1）为什么要选择护理专业？思考 2 分钟，回答 3 分钟。

（2）怎样从一名学生向护士角色转变？思考 2 分钟，回答 3 分钟。

（3）患者输液过程中，突然呼吸困难，咳粉红色泡沫痰应如何处理？思考 2 分钟，回答 3 分钟。

2. 操作　护理技能操作需抽签进行考核。

（二）训练

轮流扮演求职者、招聘者，体验求职、面试礼仪的细节。

教师针对训练内容，对学生的表现进行评价和分析，指导学生求职的礼仪要点，让学生在做中学。以角色扮演、角色互换的方式进行练习，让学生掌握仪容礼仪、服装礼仪、行为举止礼仪、言谈礼仪、称谓礼仪、介绍礼仪、求职礼仪等相关内容，切实掌握沟通的技巧。

教学基本要求

一、课程性质和课程任务

  护理礼仪与人际沟通是将护理礼仪与人际沟通两门学科合为一体的课程，是中等卫生职业教育护理、助产专业的一门重要的公共基础课程，突出以"人"为中心。本课程的主要内容有绪论、礼仪与护理礼仪、护士仪容礼仪、护士服饰礼仪、护士行为礼仪、护士日常交往礼仪、护理人际关系与人际沟通、护理工作中的语言沟通、护理工作中的非语言沟通、护理工作中的交往沟通、护士工作礼仪、护患冲突等。本课程的任务是培养学生具有良好的职业素养，掌握护理礼仪与人际沟通的基本内容及应用技巧，并能在实际工作中自觉按照礼仪的各项要求恰当地加以运用，以适应现代社会及护理职业的需要。本课程的后续课程为护理专业技能课程。

二、课程教学目标

（一）职业素养目标

1. 具有良好的职业礼仪修养。
2. 具有良好的职业素质和行为习惯。
3. 具有严谨的工作态度和慎独精神。
4. 具有良好的人际沟通能力和团队协作意识。
5. 具有健康的身体和心理，能给予患者以人文关怀。
6. 具有救死扶伤、爱岗敬业、乐于奉献的精神。

（二）专业知识和技能目标

1. 掌握护理工作中的基本礼仪规范、要求及人际沟通的相关知识及原则。
2. 掌握仪容、服饰、行为礼仪的基本要求，能够恰当地进行护理职业形象设计。
3. 掌握护理工作中的交往礼仪及沟通技巧，并能融洽地进行护患沟通。
4. 能够熟练地将礼仪规范及沟通技巧应用于日常护理工作中。
5. 学会处理工作中的常见礼仪、沟通问题和危机。
6. 掌握护理工作中的人际关系与人际沟通。

三、教学内容和要求

教学内容	了解	熟悉	掌握	教学活动参考	教学内容	了解	熟悉	掌握	教学活动参考
一、绪论				案例分析	三、护士仪容礼仪				案例分析
（一）护士角色功能	√			理论讲授	（一）护士头面部修饰			√	理论讲授
（二）护士职业形象			√	多媒体演示	礼仪				多媒体演示 视频展现
（三）护理礼仪的重要性			√		（二）护士身体修饰礼仪			√	微课阐释
二、礼仪与护理礼仪				案例分析	四、护士服饰礼仪				案例分析
（一）礼仪概述	√			理论讲授	（一）护士服饰礼仪的基		√		理论讲授
（二）护理礼仪			√	多媒体演示	本原则				多媒体演示 视频展现

续表

教学内容	了解	熟悉	掌握	教学活动参考
（二）护士工作着装具体要求			✓	实践练习
五、护士行为礼仪				案例分析 小组讨论 理论讲授 多媒体演示 视频展现 实践练习
（一）护士基本行为礼仪		✓		
（二）护士工作中的行为礼仪		✓		
六、护士日常交往礼仪				案例分析 小组讨论 理论讲授 多媒体演示 视频展现 情境模拟
（一）见面礼仪		✓		
（二）通信礼仪		✓		
（三）会议礼仪	✓			
（四）乘车礼仪	✓			
七、护理人际关系与人际沟通				案例分析 小组讨论 理论讲授 多媒体演示
（一）护理人际关系		✓		
（二）护理人际沟通		✓		
八、护理工作中的语言沟通				案例分析 小组讨论 理论讲授 多媒体演示 情境模拟 角色扮演
（一）语言沟通的基本知识	✓			
（二）护士口头语言规范与技巧		✓		
（三）护理书面语言规范	✓			

教学内容	了解	熟悉	掌握	教学活动参考
（四）治疗性沟通			✓	
九、护理工作中的非语言沟通				案例分析 小组讨论 理论讲授 多媒体演示 情境模拟 角色扮演
（一）非语言沟通的基本知识		✓		
（二）护理工作中的非语言沟通		✓		
（三）护理工作中非语言沟通的原则与禁忌			✓	
十、护理工作中的交往沟通				案例分析 小组讨论 理论讲授 多媒体演示 情境模拟 角色扮演
（一）护患交往沟通			✓	
（二）同事交往沟通			✓	
十一、护士工作礼仪				情境模拟 案例分析 理论讲授 多媒体演示 视频展现 角色扮演
（一）不同部门护理工作礼仪		✓		
（二）护理操作中的工作礼仪			✓	
十二、护患冲突				案例分析 小组讨论 理论讲授 多媒体演示
（一）护患冲突概述		✓		
（二）护患冲突的预防与处理			✓	

四、学时分配建议（36 学时）

教学内容	理论	实践	小计
一、绪论	2		2
二、礼仪与护理礼仪	2		2
三、护士仪容礼仪	2	1	3
四、护士服饰礼仪	2	1	3
五、护士行为礼仪	2	4	6
六、护士日常交往礼仪	2	2	4
七、护理人际关系与人际沟通	2		2
八、护理工作中的语言沟通	2	1	3
九、护理工作中的非语言沟通	2		2
十、护理工作中的交往沟通	2	1	3
十一、护士工作礼仪	2	2	4
十二、护患冲突	2		2
合计	24	12	36

五、教学基本要求的说明

（一）教学安排

本教学大纲主要参考山东省教学指导方案，供中职护理、助产及其他医学相关专业教学使用，第一学期开设，总学时为 36 学时，其中理论教学 24 学时，实践教学 12 学时。学分为 2 学分。

（二）教学要求

1. 本课程对理论部分教学要求分为掌握、熟悉、了解三个层次。掌握是指对基本知识、基本理论有较深刻的认识，并能综合、灵活地运用所学的知识解决实际问题。熟悉是指能够领会概念、原理的基本含义，解释现象、分析问题。了解是指对基本知识、基本理论能有一定的认识，能够记忆所学的知识要点，指导护理实践。

2. 本课程重点渗透以临床工作为导向，以案例分析做引导的教学理念，对技能实训部分教学要求分为熟练掌握和学会两个层次。熟练掌握是指能独立、规范、熟练地将护理礼仪应用于日常护理工作中，应用沟通技巧分析并解决临床实际问题。学会是指在教师的指导下能遵循礼仪要求，自觉规范职业行为。

3. 本课程贯彻基于工作过程的教学方法，将教学内容安排在任务和情景分析活动中，学生通过任务分析进行明确目标、制订计划、设计方案、实地操作、检查指导、总结演示、评价反馈等步骤，完成工作行动的完整过程，掌握科学的学习方法和与工作情境相关的理论知识，掌握操作技能，形成良好的职业行为规范和职业习惯，提高分析、解决问题的综合能力，充分发挥学生的主观能动性。

（三）教学建议

1. 本课程依据护理岗位的工作任务、职业能力要求，强化理论实践一体化，突出"做中学、做中教"的职业教育特色，根据培养目标、教学内容和学生的学习特点及执业资格考试要求，提倡项目教学、案例教学、任务教学、角色扮演、情境教学、SP 教学等方法，充分利用现代化教学手段，活跃课堂气氛，激发学生潜能，最大限度地实现教学互动。利用校内外实训基地，设定情景，开展礼仪表演，充分调动学生参与的热情。在情景式实践教学中，实行"导入—示范—训练—测评"的教学模式，将学生的自主学习、合作学习和教师引导教学等教学组织形式有机结合。

2. 教学过程中，可通过课堂到课率、情景测试、动画测验、技能考核和理论考试等多种形式对学生的礼仪规范、职业素养、专业知识和技能进行综合考评。评价的过程体现评价主体的多元化、评价过程的多面化、评价方式的多样化。评价内容不仅关注学生对知识的理解和技能的掌握，更关注学生在护理实践中分析问题、解决问题的能力水平，全面检验和衡量学生的综合礼仪素质，为临床患者提供优质服务。

自测题参考答案

第1章

1. D   2. A   3. A   4. E   5. D   6. A   7. D
8. E   9. D   10. A

第2章

1. C   2. A   3. E   4. E   5. A   6. D   7. B
8. C

第3章

1. C   2. E   3. A   4. A   5. B   6. A   7. B
8. A   9. E   10. E

第4章

1. D   2. B   3. D   4. D   5. B   6. E   7. C
8. C   9. E   10. B

第5章

1. E   2. D   3. B   4. A   5. B   6. D   7. A
8. D   9. D   10. E   11. B   12. B   13. C
14. D   15. D   16. D   17. E   18. E   19. B
20. C

第6章

1. C   2. A   3. B   4. A   5. D   6. B   7. E

8. B   9. A   10. E   11. B   12. A

第7章

1. D   2. B   3. C   4. C   5. D   6. D   7. E
8. D   9. D

第8章

1. C   2. A   3. C   4. B   5. D   6. D   7. D
8. D   9. E   10. C

第9章

1. D   2. C   3. D   4. C   5. E   6. D   7. E
8. B

第10章

1. D   2. B   3. A   4. D   5. C   6. D   7. A
8. D   9. E   10. D   11. E   12. B

第11章

1. C   2. C   3. E   4. A   5. B   6. B   7. C
8. D   9. D   10. C

第12章

1. E   2. E   3. A   4. C   5. B   6. A